U0078536

在深夜的電影院遇見佛洛伊德

電影與心理治療

Life

生命・生活・生涯

精神・活力・新生

發現生命的價值　肯定生命的可貴

國家圖書館出版品預行編目資料

在深夜的電影院遇見佛洛伊德：電影與心理治療／王明智著.——二版一刷.——臺北市: 三民, 2019
面； 公分.——(LIFE系列)

ISBN 978-957-14-6522-7 (平裝)

1.心理治療 2.電影片

418.989　　107020050

© 在深夜的電影院遇見佛洛伊德
——電影與心理治療

著作人　王明智
發行人　劉振強
著作財產權人　三民書局股份有限公司
發行所　三民書局股份有限公司
地址　臺北市復興北路386號
電話　(02)25006600
郵撥帳號　0009998-5
門市部　(復北店) 臺北市復興北路386號
(重南店) 臺北市重慶南路一段61號
出版日期　初版一刷　2011年1月
二版一刷　2019年1月
編號　S 500280
行政院新聞局登記證局版臺業字第〇二〇〇號

有著作權・不准侵害

ISBN 978-957-14-6522-7 (平裝)

http://www.sanmin.com.tw 三民網路書店

※本書如有缺頁、破損或裝訂錯誤，請寄回本公司更換。

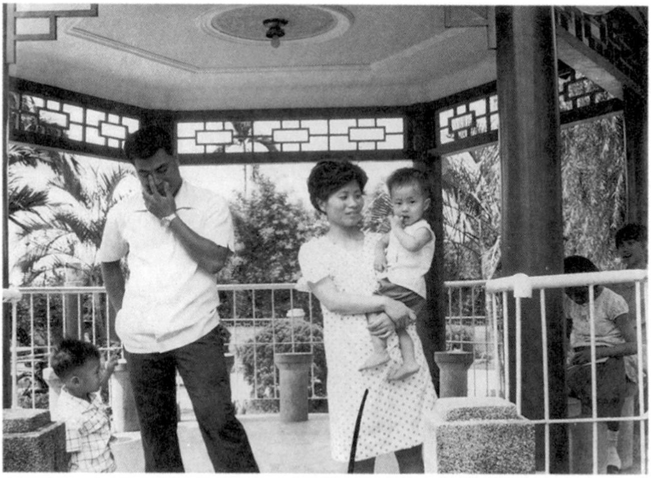

僅將此書獻給摯愛的父親母親

叢書出版緣起

現代人處在緊張、繁忙的生活步調中，在承受過度心理壓力而不自知的情況下，逐漸形成生理與心理疾病，例如憂鬱、躁鬱、失眠等，這種種的問題，不僅呈現在個人的身心層面，更可能演變成為家庭破碎的悲劇，甚至耗費莫大的社會成本。我們從近年來發生的自殺、家暴、卡債族、失業問題等種種新聞中，不難發現問題的嚴重性，這些可能正發生在你我身邊的真實生命故事，也讓許多人不禁發出「我們的社會究竟怎麼了」的喟嘆！

面對著一個個受苦而無助的靈魂，我們能夠為他們做些什麼？而身為對社會具有責任的文化出版者，我們又能為社會做些什麼？這一連串的觀察與思考，促使我們更深刻地反省，並澄清我們的意念，釐清我們想帶給社會一些什麼樣的東西，讓臺灣的社會，朝向一個更美好、更有希望，及更理想的未來。以此為基礎，我們企畫了【LIFE】系列叢書，邀集在心理學、醫學、輔導、教育、社工等各領域中學有專精的專家學者，共同為社會盡一分心力，提供社會大眾以更嶄新的眼光、更深層的思考，重新認識自己並關懷他人，進而發現生命的價值，肯定生命的可貴。

要解決問題，必須先面對問題、瞭解問題，更要能超越問題。從這個角度出發，【LIFE】系列叢書透過「預防性」與「治療性」兩種角度，對現代人所遭遇的心理與現實困境，提出最專業的協助，給予最真心的支持。跳脫一般市面上的心理勵志書籍、或一般讀物所宣稱「神奇」、「速成」的效用，本叢書重視知識的可信度與嚴謹性，並強調文字的易讀性與親切感，除了使讀者獲得正確的知識，更期待能轉化知識為正向、積極的生活行動力。

值得一提的是，參與寫作的每位學者，不僅在學界與實務界學有專精，最令人感動的是，在邀稿過程中，他們與三民同樣抱持著對人類社會的理想與熱情，不計較稿酬的多少，願對人們的身心安頓進行關照，共同發心為臺灣社會來打拼。我們深切地期望三民【LIFE】系列叢書，能成為現代人的心靈良伴，讓我們透過閱讀，擁有更健康、更美好的人生。

三民書局編輯部　謹識

推薦序一

從螢幕轉回自身

黃素菲

十幾年前在陽明大學心理諮商中心，我爭取到剛問世不久、一臺要二十幾萬的單槍投影機；為了物盡其用，我試著在校園放映電影來進行開放團體。每週三晚上六點播放電影，電影結束後願意留下來的人，就圍坐著聊電影，無需預約、不必報名、免費入座、自由發言。這個傳統延續到現在，已經過了十五個年頭，播放超過三十個主題系列的電影；至今座上仍有畢業若干年、到了週三晚上就像燕子回巢一般流連不去的常客，成為陽明人的集體記憶。

阿智來跟我們一起工作時，接手帶領電影開放團體，配合教育部性別主流化政策，播了兩學期與性別有關的影片，之後還以諮商中心名義撰述了一本《性別電影書》(2001)，之後陸續也看見阿智的部落格沒停地在談電影；眼前這本新作不免讓我勾起那段記憶，就這幾年阿智為電影書寫的文本，這本書中刪掉的應該比被選寫出來的要多得多。這麼精彩的電影導覽，讓我忍不住要翻到書尾，看看有沒有一張「電影片名索引」以便按表操課、逐一索驥。

我記得曾經跟友人一起論辯過「旅行」與「流浪」的差異：旅行總是有起點和終點——旅行的人終究是要回家的；而流浪是沒有預設的漫遊，流浪的人從出發之後就註定漂泊。如果旅行是放假，流浪有點像失業。

理論上流浪者是說不上有旅程的，只有路程吧！大體而言，生命不確定性的本質畢竟比較接近流浪。書中有句話說：「我們愈是做自己，愈不會感到孤獨。」我卻要說：「愈敢面對生命的不確定，我們就愈自由」。

能夠做自己喜愛的事情，又能夠做出一片風景，不只是勇敢的人，更是幸福的人。阿智就是這等人，筆尖不掉書袋、文字活潑靈動，深厚的閱讀基底（在前言就提了近二十個不同書籍的作者名字），忽今忽古、左中右西、前山後水、上情下欲。下午向晚喝茶閱讀，有如馳騁原野般的舒坦；然而偶爾出現的尖銳，刷地給你一巴掌，又令人覺得難以久坐。他的筆像針線，穿梭在大量閱讀文字之間，來回編綴成一方風格獨特的手工織錦，每個細節都令人發出讚嘆。

阿智應該算是我朋友中的異數，平常溫和的不得了，嗆起來卻很具殺傷力。他似乎有一群隱形的敵人，只要超過他的邊際線他就發動攻勢；他總是站在焦慮的門檻上，發作起來會短兵相接、連續追殺，我也三不五時會被戳到一下。那個邊際線多半跟主流論述(dominate discourse)有關，他的砲火始終照亮一些習以為常、習焉不察的生活故態，尤其跟情欲有關的議題。而他身上如螢光似的，總會讓人在一片灰黯中注意到他在那裡，兀自閃亮。

每個導演都有自己的主題，電影成為他們生命的引信。李安的父親、王家衛的母親、小津安二郎的常民美學、阿莫多瓦的孤獨、伍迪艾倫的自戀……，阿智也有自己的主題唄？酖溺在愛情的絢麗裡，眼角餘光卻總是瞥向死亡。書名用「佛洛伊德」，直接跟心理治療接壤；篇名用「人生引渡」、「人生四季」、「人生困頓」、「人生領航」，點明了阿智說故事的框架是慎重而嚴肅的。從電影出發，以導演結尾，也呼應阿智性格上一以貫之、以人為本的人文關切。這本書或許像《蒙娜麗莎的微笑》裡的華森老師，有如一顆危險的炸彈，炸開慣常太過娛樂的看電影態度；讓看電影的眼光，從螢幕轉回自身。

二〇一〇年，秋天

（本文作者為陽明大學人文與社會教育中心教授）

推薦序二

以美啟真，以美顯善

翁開誠

認識王明智，沒記錯的話，應該是二十四年前，一九八六年的秋季，他剛進來輔大應用心理學系一年級，而我那年正好教大一的普通心理學。

會記得那麼清楚是因為從開始上課，他就很喜歡發問，考試成績也很好。還記得，課上到古典條件化（制約）學習時，我讓他們以電視廣告為例，舉出古典條件化學習在廣告上的應用；當時他提了一個問題，問故事是不是也可以成為設計廣告的原理。那時候的我應該是給了否定的答案，沒想到四年後，我卻在美國心理學界實證論大草原的最北端——明尼蘇達州，開始了故事心理學(Narrative Psychology)之路。

第二學期的普通心理學，他的發問變少了，出席也越來越少，直到我改期末考卷時，才知道他經歷了人生極大的起落；然而學校已經放假，而我忙著要出國去美國念博士，沒機會找他談。這事、這人一直懸掛在自己心上，總有著愧疚，覺得應該為他做些什麼，而我卻沒做。

七、八年後，他來考研究所碩士班，看到他還好好地活著，而且做青少年輔導工作已經近四年。那天看到他，我好高興，幾年的懸掛與愧疚，終於可以放下。

他進了研究所之後，我的課他大概都修了，而課堂上只要有他在，我也就很放心。我上課閱讀的材料超越一些典型的心理學範圍：價值哲學、美學、思想史、中國哲學、美感體驗（如欣賞電影）、故事化自己的生命體驗……，這些是一定有的內容，但對原本接受傳統西方科學心理學訓練的年輕學生，開始是有困難的；再加上我在研究所上課是不講課的，我的話也很少，課堂的進行，主要是自由流動。可以想見不少學生開始上我這樣的課時是帶著焦慮的，而王明智常率先打破沉默，分享他閱讀後的感觸；他深刻細緻的閱讀體驗，也就啟動其他同學的分享或質問，課堂就動了起來，甚至會激動到強烈的爭吵。我還記得有一次他和一位女同學針鋒相對到那女同學都哭了；當年的他，可以很溫柔細緻，也常犀利強悍。

他碩士畢業到今年正好十年，這十年他都是個自由心理諮商工作者。我想到這些自由工作者，就會進一步想到思想史家余英時(2007)筆下春秋、戰國時期的「遊士」。

周朝的瓦解，讓這些遊士從政權體制中游離出來；他們一方面游離，另一方面卻很自由。處在政局分裂混亂、文化思想也分裂混亂的時代，他們之中有許多不只是為了小我的生存而努力，更為華夏大我的存續繼往而又開來，也為華夏文明開創出第一個璀燦的花果與歷史階段。

到了近代，華夏文明從十九世紀中葉以來，歷經了三千年未有之大變局；而臺灣，相對於大陸，在經濟、科技、政治、社會、思想等各層面都早了幾十年經歷現代化，而開始步向後現代。在這樣的歷史階段，余英時(2010)認為，五四時代的口號「科學與民主」

要改了，要改成「人文與民主」；他認為科學早已經掌控了我們的生活，不需要再提倡了，反而需要被反省與檢討。而臺灣的民主在華人世界中是歷史性的前進，若要再深化就需要人文的深化發展作為基礎。其中要接續發展華人的人文，他認為第一還是要擺脫對科學的依附，但保持與之平等的對話；第二就是要重新找回被我們在意識上拋棄許久的人文傳統（在潛意識裡其實很難拋棄），擺脫隨西學起舞。

批判反省科學與科技理性，西方後現代的思潮已經很普遍了，倒是要如何找回人文傳統，我綜合幾位思想史學者的看法（Polanyi & Prosch, 1975；彭淮棟譯，1984；林毓生，1983；李澤厚，1996；余英時，2007，2010）：其一當然是研讀欣賞文、史、哲、藝術上的經典，因為這些經典凝凍著這文化傳統的精華，與之交談，可以喚醒積澱在我們自己人性心理的傳統智慧。而另外一條路，可能更直接了當，就是回到每個人自己、就在每個人日常生活的實踐與覺察之中，亦即那句老話：「道在倫常日用之中」。

孔子講「為仁由己，而由人乎哉？」；孟子講「反求諸己」、「萬物皆備於我」、「求其放心」（求回被流放的心）；莊子講「心齋」；王陽明再講「心即理」、「知之真切篤實處即是行，行之明覺精察處即是知」。這些都在在說明著中華文明，從春秋、戰國以來，各家各派一方面接續之前的傳統，另一方面努力擺脫對「巫」與「天」的依賴，並將努力的主角轉向「人心」，於是形成一個「內向超越」的文化特色（余英時，2007）。

個人身上除了有普遍的人性心理，還承接著這個文明的歷史積澱；這種「文化—心理結構」（李澤厚，1996）的存養，雖然可以豐厚我們的生命實踐與智慧開顯，但同時也會成為我們的困限來源。因此繼承之後要超越開來，仍需依賴個人身上獨特性的發揮來擺脫既有的普遍性，從而達到超越的、創新的、自由的「文化—心理結構」。

這個「文化—心理結構」固然是個完整的有機體，也可以用「知—情—意」三個面向來形容（李澤厚，1996）。這三個面向既要繼往開來，以求得知的自由（真）、情的自由（美）、意的自由（善），努力的焦點該是如何？我贊成李澤厚(1996)的看法，即「以美啟真」、「以美儲善」；但我認為「以美顯善」可能比「以美儲善」更好。譬如孟子講「惻隱之心，仁之端也」。「仁」就是我們文化中非常核心的「文化—心理結構」，也是「知—情—意」三位一體的；至於要如何啟動，孟子的看法是由「惻隱之心」啟動，也就是生命美感的觸動所開顯。

在日常生活每個當下所面對的限制，真誠、勇敢地感受受限下的情感，追求超越限制的自由，在這追求美的實現歷程中，不只是自己從不美到美的生命開顯，真（生命的智慧）與善（明其應然與「化應然為實然」的努力）也隨之開顯。

我以為心理治療或自我實現，追求的就是這樣的歷程；王明智自己的人生發展也經歷了這樣的歷程：起於美、也終於美。而認真地、細緻地、深入地欣賞電影，是現代社會培養美感品味的方便法門；王明智為大家搭了個橋，是我一直想做的事，他卻先完成了。

我也希望他持續投入「以美啟真」、「以美顯善」的現代「遊士」志業，希望我們在這華人文化三千年未有之大變局之中，為此文明的接續與創造，盡一份涓涓之力。

參考文獻：

Polanyi & Prosch (1975)，彭淮棟譯 (1984)：《意義》。臺北：聯經。
林毓生 (1983)：《思想與人物》。臺北：聯經。
李澤厚 (1996)：《我的哲學提綱》。臺北：三民。
余英時 (2007)：《知識人與中國文化的價值》。臺北：時報文化。
余英時 (2010)：《人文與民主》。臺北：時報文化。

（本文作者為輔仁大學心理學系副教授）

二版序

匆匆十年過去，那天編輯捎來 e-mail 告訴我舊書即將改版，提醒我鬢角斑斑，心也不知結了幾番風霜。遙想那段單純喜歡書寫與看電影的時光，忽然羨慕起過去自己的為賦新詞強說愁。

如果允許我再將時序往前推移，猶記得二十出頭大學剛畢業時，我找到第一份工作，清晨騎車擠在臺北街頭等紅燈時，看著黑壓壓一大群上班族，想到往後的人生即將這樣度過，不禁悲從中來。

逝水流年，過去擔心成為凡夫俗子，現在卻珍惜平凡，只求歲月靜好。慶幸自己一路上都能做著喜歡的事，雖無建樹，然在諮商專業也默默幫助不少人，為著我們的對話著迷不已。

十年前剛開始追尋精神分析的夢，現在還在半途。有幸成為臺灣精神分析學會推薦的心理治療師，同時也在學會影音小組籌辦電影相關活動。也謝謝思想起心理治療中心在分析路上的啟蒙；慶幸一路上遇到的同道（無論是老師、督導、治療師、分析師、同事、甚或學生、還有個案），謝謝你們豐富我的心靈，讓它滾燙躍動不忘初衷。

感謝三民書局為舊書增添新風貌，為了服務讀者，不僅更新電影地圖2.0，也增加了電影索引，提供大家運用本書的指引。此外，還寫了一篇柏格曼與精神分析的文章，算是交代這幾年的轉變。

最後，感謝大家對這本書的厚愛，期待很快能與大家於文字上再度相會。

阿智　二〇一八年十一月二十五日，花蓮

自序

常常問自己：為何我如此鍾情電影？歲月悠悠，月有陰晴，惟一直有一個地方，總是在那裡。那麼黑暗，卻是那樣深情款款；如此燦爛，如此孤絕。我愛這種孤絕相伴的感覺。

電影是年輕時的夢。臺灣新電影興起之初，適逢自己騷動難安的青春期；電影在當時是救贖，我花了許多時間窩在戲院、MTV店家，或在大學校園尋找免費的電影來看，飢渴地汲取有關電影的一切——其實是在探問生命，尋找出路。

電影是也是孤獨人的藝術。拍電影的人很孤獨，看電影的人也是。過往的情人還忌妒我走進電影院的忘情，把他全然拋在腦後；年少時我不知道這種愛雖慘烈，卻很真摯。年紀愈長，電影變成一個貼心的朋友，隨著成熟更增其芬芳。

後來我轉習諮商，直接與生命肉搏交戰。畢業之後，就一直窩在諮商這塊領域默默耕耘，對心理治療的愛也與時俱增。從事這個行業的動機也從幫助自己、幫助他人，慢慢轉化為「只是單純地覺得心理治療迷人而有趣」，如此而已。

會遇見佛洛伊德，是因為自己專業遇到瓶頸，想尋求突破；某些因緣際會，就往心理治療的傳統裡尋根。精神分析這個融合了理論與實務的殿堂博大精深，愈是學習就愈感到自己的渺小。

悄悄地，我的第二個夢慢慢成形。這本書試著為這兩個夢想找到交會點，也記錄了這十年來工作與思考的足跡。

有時候我會覺得深夜的電影院恰似佛洛伊德的躺椅；看電影的時候，我們可以把自己置放在案主的位置，沉浸在回憶、幻想、與故事裡。而我的小小書寫，宛如佛洛伊德為這些鏡花水月所做出的小小詮釋。

在深夜的電影院遇見佛洛伊德是什麼樣的光景？電影欣賞遇見心理治療會產生出什麼樣的對話？希望這本小書可以激起你一些感受與想像的火花。

王明智　二〇一〇年十二月九日，花蓮老家

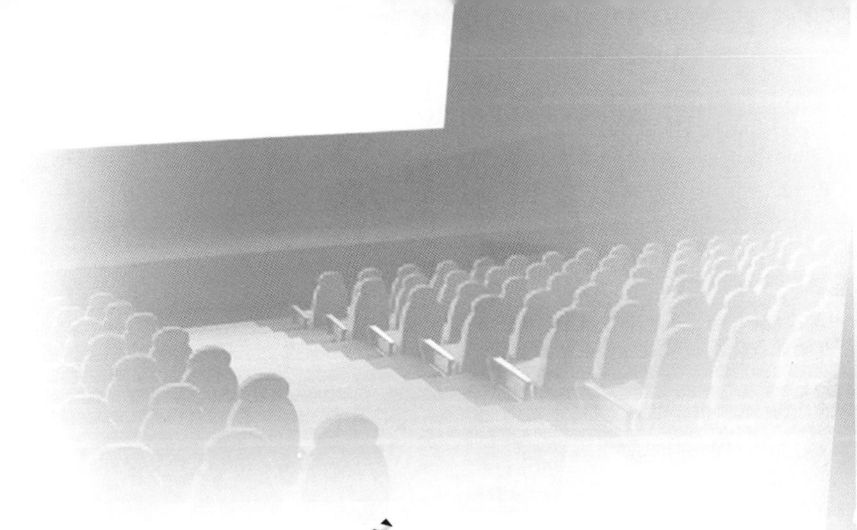

在深夜的電影院遇見佛洛伊德——電影與心理治療

02

人生四季 056

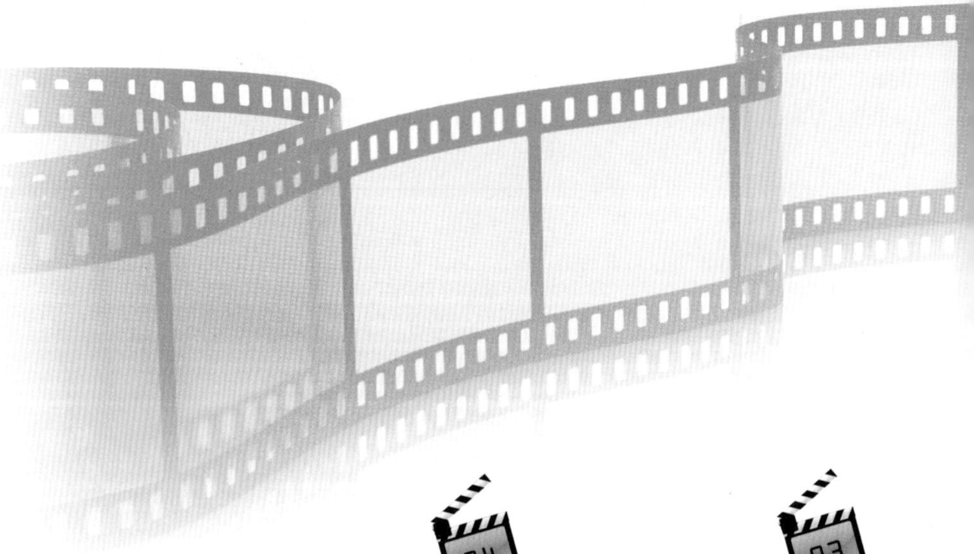

前言

說故事的人

電影《遠離非洲》(*Out of Africa*)中，有一個片段對我而言一直有種揮之不去的魔力：

挪威女作家丹尼蓀(Isak Dinesen)在東非的莊園經常高朋滿座，酒足飯飽之後，這位女主人總會以一則又一則的故事娛樂在場的友人嘉賓，引人進入宛如童話般奇幻深邃的國度。彼時，世囂沉寂，故事鮮活地在氣氛中搬演了起來，變幻莫測如天光雲影。

說故事的人如女王般尊貴，而故事的精靈是那麼輕易地就點醒你為塵俗所蒙蔽的心，讓你用全然不同於以往的眼鼻耳，去看、去嗅、去聽。彷彿世界為我們開了一扇窗，供我們翱翔，我們自由自在地在故事裡相遇了，而在那裡，你就是我、我就是你，不分彼此。

甚至，世界就是我們，我們就是世界……。

我多麼希望，自己就是那說故事的人，擁有那樣的魔力。

這一路走來，在各色領域做了幾年的助人工作，對電影、音樂、書本也維持著持續不輟的喜愛，才開始一點一滴地了解自己。

原來，自己只是想單純地做一個說故事的人，希望自己能說出動人的故事。

故事心理學

如同沙賓 (Theodore R. Sarbin) 在《敘事作為心理學的根本隱喻》(*The Narrative as a Root Metaphor for Psychology*) 中提到：

以說故事這種方式去認識世界以及人類心靈，對當代心理學領域來說，是一個新穎且熱門的視角。人本身除了生理、心理，以及社會、文化的制約之外，還有歷史的沉積，更有許多錯綜複雜的因素在人身上影響交錯；而敘事的視角，最能捕捉其複雜豐富的意涵，也能擁有多元角度去理解以及詮釋人。

榮格 (C. G. Jung) 早在《尋求靈魂的現代人》(*Modern Man in Serch of a Soul*) 一書中，對心理治療與說故事的關係，發表了一些看法：

佛洛伊德 (Sigmund Freud) 與阿德勒 (Alfred Adler) 以驅力為基礎的理論，他們不太注重那些虛構的、想像性的作用。總之，他們把生活的意義看得太微薄了。其實，我們的生活之所以能夠得到解放與自在，便是因為生活有其意義的緣故。

心理症狀應該被看做是因不了解生命意義而受到折磨的現象。然而，精神的創造力卻只有在精神受苦的狀況下才可能產生，只有精神的停滯與心靈缺乏創造力，才能造成這種病態。

說故事與聽故事不也是在尋找一種生命的意義嗎？在那個時代，榮格極富遠見地洞悉了追求意義的重要。

佛洛伊德自己最精彩的心理治療文本《少女杜拉的故事》(*Dora: An Analysis of a Case of Hysteria*)，本身就是一個動人的青少年成長故事。雖然他曾經顧慮以故事性的方式述說案例的合法性，深怕論述不夠科學而無法被社會大眾接受；沒想到後來卻是以這本著作，獲得自己最引以為傲的歌德文學獎。

當心理學家以及治療師努力地要把心理學的知識科學化的同時，卻忽略了心理治療場景幾乎都是從故事開始——人們在診療室訴說一個個故事，也許是過去的故事，或者是現在的故事；同時，案主與治療師之間也正悄悄醞釀另一個故事。兩邊的故事平行交錯，激盪出許多火花。

心理治療師有自己獨特說故事的方式：榮格尤愛夢境與神話，在當中他發現了集體無意識，從人類代代相傳的故事中整理出共同的生命腳本；佛洛伊德注意到從案主踏進診療室開始，案主的舉手投足便充滿了故事性，他傾聽的不是表面的故事，而是人類靈魂的故事。

巧合的是，佛洛伊德完成《夢的解析》(*Die Traumdeutung*) 那一年，盧米葉 (Lumiere) 兄弟也發明了電影。此時，心理治療室中的夢和神話，與電影激盪出微妙的雙重奏。

電影是當代人的夢

身為一個熱愛電影的心理諮商師，在思考電影的本質時，發現蘇伯(Howard Suber)在《電影的魔力》(*The Power of Film*)一書中談到「補償」的概念很能激勵人心：

就像宗教一樣，人們去看電影，不是為了看真實的世界，而是想要看「補足這個世界不足」的另一個世界。當一個故事順利流傳下來，那是因為這個故事幫助我們活下來，因為我們在現實人生中的經歷，不足以讓我們活下去；更因為我們渴望的正義、事實、同情與刺激，往往只能在想像的世界中獲得滿足。

電影是現實人生的補償。這個洞視讓我想到榮格所言：「夢是現實人生的補償。」我們只要檢視自己的夢，在意識以及潛意識間搭起一座橋，便得以窺得生命的全貌。在這裡，夢跟電影對於人類的心靈而言，具有同樣的功能。

電影就像是當代人類的集體夢境，即使觀影的方式推陳出新，電影對人類仍有著巨大的魔力。因為透過創作電影、閱讀電影，以及理解電影，現代人的靈魂才有完整的可能。

電影也是當代人的神話

我還喜歡蘇伯所說的：

當一個故事順利流傳下來，那是因為這個故事幫助我們活下來。

電影就像是一則則的生命故事，透過許多優秀藝術家的詮釋，讓人類對生命產生饒富創意而獨特的觀點，讓我們在面對生活的困難與限制時，可以用更有彈性的方式來克服；讓我們可以順利地愛、工作，以及遊戲。所以電影有點像是人類自己所生產的生存腳本，同一種生存難題被不同的導演所演繹，擴大了我們適應這個不甚完美世界的能力。

就像榮格自己在治療病人時，喜歡在神話、文學以及民間故事中尋找靈感，讓這些故事豐富案主原本的生命境遇；同時兩相對照，看看能否尋找出富於創意的解決方法。

同樣地，我也鼓勵大家可以培養觀影的興趣，以擴大自己生命的視野，讓我們在超脫侷限的生命之外，還有一己狹小的觀點。於是乎電影也成了現代人的神話故事，給予我們無盡的生存腳本，也得以重寫我們的生命。

小時候，外公僻靜的書房裡，有一個塵封已久的書櫃，書櫃經常是上著鎖的，櫃內靜立著一本本精裝的世界文學名著。幼小的我常常佇立櫃前，心中升起無限莊嚴的心情。

這一種感動就像赫曼．赫塞（Hermann Hesse）在《輕微的喜悅》（*The Slight of Delights*）這本書裡所說的：

年復一年，成千上萬的小孩進入學校，寫第一個單字、拼第一個字母，我們一再看到大部分小孩的閱讀能力很快地變成沒有價值的平凡事務……即使今天人人具備閱讀能力，而真正體會到自己手中掌握的是多麼有力的一種符咒的人，到底還是很少；只有很少數人仍不斷讓自己被文字的魔術所感動……。

我想，當我能幸運地翻閱那一櫃子的書，興味盎然地賞玩著書的身形氣味、似懂非懂地咀嚼著書的內容，故事的精靈在那一刻便捕獲了我，開始不可遏抑地去想像、去描摹、去敘說書中的種種，甚至在自家門前搭起偶戲臺，把故事中的意象、情感、起伏、轉折搬演起來……。

猶記得演戲的我以及看戲的觀眾，同樣忘我地流淚以及笑著的時候，我知道自己曾是有這一種魔力的。

理解人性的姿態

在詩人中，我極為迷戀艾蜜莉・狄更生(Emily Dickinson)，不只是她的詩，還有她的人、她對大自然的喜愛、對終極真實的思索，還有她對人類社會斷然棄決的孤執。

她在詩中所觸及到人的靈性層面，很能說明我之前提到的敘說方式：

將真理迂迴地告訴大家　婉轉的方式才會奏效
真理帶來超級驚喜　光芒超乎常人所能承受

如同溫柔的解釋　　舒緩小孩對閃電的恐懼

真理必須緩緩揭露　　否則人們必被震盲

艾蜜莉・狄更生的詩，巧合地和人本心理學家羅傑斯(Carl Rogers)❶探尋人類心靈的感人宣言不謀而合：

你能否以準備萬全的心靠近你所要探尋的對象，

又能隨時保持開放，不預設立場？

你能否將自己沉浸於他的生命中，

如其所思、如其所視、如其所感，彷彿你就是他？

這意味著：你能否神入於他，又不失卻你自己？

你能否使自己浸淫在你的探究中，

直到新的領悟、了解向你揭露、緩緩浮現？

這一種溫柔婉約、莊嚴神聖的心情，是叫人感動的；而接受詩的陶冶，便能真實培養這一種趨近真理的心情，為做一個心靈的探究者而準備。

這種探究人類故事的姿態，是我在輔大諮商所學習時，最大的收穫。記得那時候翁開誠老師開了一門整學年「同理心」的課。上學期每週都要看一部電影，並且書寫心得；下學期則是每個人都被要求要說自己的故事，其他人的任務則是把故事當作電影般解讀，給予回饋。透過每週如此反覆細緻的練習，我才慢慢地學會了聽故事、說故事，以及回應故事。

這些簡單的基本功，對我後來的心理治療工作，受益無窮。

儘管後來自己的治療取向，逐漸從後現代的敘事治療轉到古典的心理動力；但內在的治療精神卻仍是人本、溫暖、注重意義的追尋。簡言之，這種治療的靈魂就是說故事的靈魂。

畢業投入實務工作之後，我仍維持著看電影的興趣，持續地思索電影、書寫電影。這個習慣是一種有意識的磨練，提醒自己時時回到原點，不被心理治療這個專業所建制化、刻板化；並且讓自己得以與說故事的靈魂時時維持聯繫。

特別在辛苦的臨床工作，被案主弄得心力交瘁時，滋養自己的方法也很簡單，就是重新回到電影院、回到小時候看電影的心情，讓自己在裡面放空，尋覓最單純的感動；這些簡單的感動，常常讓我有再出發的力量。

面對複雜的案例，有時候也會把理性的思維丟開，重新歸零，單純以觀影的心情去趨近案主，尋找純粹的感動。透過電影，讓自己回返說故事的世界觀。

也許是把自小「想當藝術家的願望」投射到自己的治療實務中；但我發現面對人，除了科學及理性之外，藝術與感性的開啟也很重要。我深深相信：每個案主在述說自己的故事之後，如果我無法為他說出另一個動人的故事，那我的治療仍是失敗的。

這本書，就是想透過電影來說故事，傳遞這種療癒的精神。希望你會喜歡，並從裡面找到靈感，得到療癒。

❶ 羅傑斯是美國案主中心學派的創始人、人本取向的心理治療大師，其描寫人性養成的經典著作《成為一個人》(*On Becoming a Person*)，在臺灣有譯本。

人生引渡

很高興能以諮商師為業，在這不景氣的年代，可以興趣維生，時時跟摯愛的人事物在一起，真的是件非常幸福的事情。

雖然這行業在臺灣剛剛起步（《心理師法》通過不到二十年），諮商師的薪水又不是很高，在我所選擇的自由工作領域，收入更是沒有保障；但是自己對心理治療的熱情只有與日俱增，甚至可以說心理治療已成為對於生命的一種召喚。

試試看把“vocation”（職業）拆開來，可以分成兩個字“vocal”以及“occupation”。vocal 指的是上帝的聲音，或者來自內心的聲音；occupation 是指這種聲音充滿了我們的內在，或者我們的生活被這種聲音所佔領。

我在想，現在自己生活的主軸，應該是以心理諮商為主；而來自內心深處的 vocal 又是什麼呢？

十七歲夏天所目睹的絕美景象，迄今仍讓我感動不已。記得那是聯考放榜後不久，我在花蓮海邊看到海邊升起的那輪滿月。當時的我已經決定念心理系，與大多數的同學選擇不同，家裡也不是很贊成；正感到些許困惑與孤單時，這輪滿月的出現即時地安慰了我。

望著滿月，感覺祂所代表的慈悲，生命的互相連結，溫柔地體察關照，體認自己因為愛而存在的價值。

難怪乎我選擇了心理治療這門專業，原來命運早已有所安排。有了這層體察，我安心多了，也為自己從事這份工作，可以不斷學習感到欣慰。

本書的第一部分想跟大家談論自己在這行業的體會。藉由幾部電影的啟發，或具象、或隱喻，多多少少也呈現了心理治療的精神以及實況，相信會讓大家對這個行業更加了解。

心理治療於我而言是一種「愛的排練」，透過持續而承諾的關係，除了解開生命帶來的難題之外，更可以學習什麼是愛。然後，把諮商室中學到的愛擴展到真實的生活中，這就是心理治療的真諦。

天使在人間

德國導演溫德斯（Wim Wenders）在電影《慾望之翼》（*Wings of Desire*）❶創造了影史無與倫比的天使角色。天使飛翔於天空、漫步於街頭、佇立在碩大雕像上俯視人間，也陪伴在人們身旁傾聽心聲；不管是寂寞盼望、抑或悲傷失落，當天使能以神入❷觸動人心，人們也會報之以感應。

片中在國家圖書館拍攝的一場戲更是懾人心弦，整個神聖的空間，迴盪著人們與巨大知識的心靈對話，像是合唱團的歌詠。

而天使，無所不在。

我常常覺得，身為心理諮商師的自己也從事著天使般的行業，在這世上不知道還有誰擁有這種特權，可以傾聽別人的祕密與心聲？

然而，天使總是孤寂的，就像我總是在諮商室中送往迎來，看著生命的成長與消褪，自己卻佇立於人世無常的永恆空間中，悉心維護這個空間的氛圍，並作為觀照自我與他人的修練道場。

手中握著一杯熱茶，推開窗戶，腦中轉念的是案主的困惑眼神、熱切話語、悄然滑落的淚水。上一刻還在諮商室搬演的愛恨人生，此刻卻徒留人潮散盡的寂寥。

雖然深刻知曉生命道途終究要一個人走，但在此轉折驛站，自己還可以是他們最好的朋友。

幸運的是我並非溫德斯片中全年無休的天使——不用羨慕人世的精彩波瀾，也不用決絕地失去記憶以墮入紅塵；我們這種「類天使」總有下班的時候，像常人一樣，也要度過七情六慾的人生。

只是這樣的人生似乎必須更加小心謹慎，時時得提醒自我維護身心與靈魂，讓自己可以擁有天使的能量返回諮商室中。

這不是一個容易的行業，它需要全部的你（身、心、靈）投入其中。因為報酬不高，追求功名利祿的人難以在這裡找到施展的空間；而且出師甚晚（依我看至少要十年），這一行裡每一個人又都很認真（碩士是最低學歷，博士尋常可見），不只有競爭的壓力，更需要時時面對自己的陰暗，不斷地省思與修練。

有時候，我常常覺得這是一個現代化了的「神職」角色。

比較幸運的是，不管是什麼樣的人，都可以在這個行業裡找到安身立命的價值。

在一段甚長時間的摸索之後，若願意克服對生存的焦慮以及權威的恐懼，勇於探問自己真實的感覺與存在，天使總會找到自己獨特飛翔的方式。

比較安慰的是，在經歷了對自我的自戀與懷疑之後，自己已經慢慢地在限制的地方，找到了自在飛翔的訣竅。

期許自己可以用自己的速度慢慢飛翔，也允許自己可以失速墜落；不管怎樣，我要相信自己本來就是美麗的（其實每個人也都是美麗的），我只要做自己，就可以很美很美。

❶ 片中描寫被上帝驅逐到人間的一群天使聚集在柏林，傾聽人類的心聲，卻無法感知七情六慾。天使被寂寞的鞦韆女郎具體而微的痛苦所吸引，因此想墜入凡塵，追求世俗愛情。

❷ 神入（empathy），另譯為同理心。

延伸閱讀

德國名導溫德斯，勇於在電影形式與類型上締造新境，《慾望之翼》是他早期創作的一個高峰，也是他最膾炙人口的作品。

片中以理想而抽象的存在形式，大大地挑戰了著重實際體驗的存在價值。溫德斯以詩意的語言帶給我們這部瑰奇的電影，卻觸及人類的心靈深處。他後來又拍了續集《咫尺天涯》(*Faraway, So Close*)，但沒有獲得預期的成功。

電影檔案

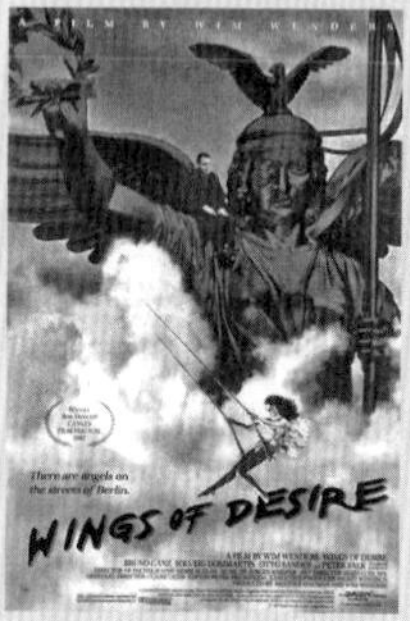

《慾望之翼》(*Wings of Desire*)
導演：文・溫德斯 (Wim Wenders)
年代：1987
片長：127 分鐘

橫渡無常

這世界一日比一日美好
不知還有多少美景可期
開不盡的花
最遠最深的山谷也開花了
我的心哪，且拋開煩惱
一切的一切都要改變

——德國浪漫主義詩人，烏蘭(*Ludwig Uhland*)

每天出入諮商室，最能感受的就是生命的無常。

很多人因為不同程度的失落與創傷而走進諮商室，跟這些夥伴日日為伍，讓我益發體會生命中不會有什麼神奇的良方，可以馬上療傷止痛；反倒是走到生命谷底，被無常所挑戰，是給自己一個機會，淬鍊得更深刻。

受苦與超脫

尋覓無懼於面對無常的治療師前輩，第一個浮現在腦中的影像是「意義心理學」的創始人法蘭克（Viktor Frankl），在納粹集中營殘弱的身影。

這位坐擁成功事業與貌美妻子的猶太人，因為一場歷史政治的變故，人生際遇頓時從天堂滑落地獄。讓我印象深刻的不是他的學說，而是他在非人的待遇中，依舊可以擁有美感與幽默的能耐，讓我們對人類在面對無常的挑戰時，心靈深處所擁有的豐富資源驚嘆不已。

法蘭克常常在沉痾的勞役隊伍中，疏離著肉體的痛苦：想像自己重回故里，順著那條親愛的街道巷弄走回家，燃亮書房的小燈；單單這樣的想像都會讓他滿心溫暖，暗自垂淚。又或者，在天寒地凍被納粹無情鞭打時，心中只消呼喊著愛妻的名字，其音容笑貌便足以讓他提振精神。某次無情的鞭打又惡狠狠地落下時，或許是其悲苦觸動了天地生靈，一隻美麗的飛鳥驟然降落，恰好停駐於萎弱的鋤頭上，飛鳥墨黑的眼珠溫柔地盯著他瞧，像是妻子的化身；那一刻宛若來自上天的恩典，深深地安慰了他。

在閱讀《從集中營到存在主義》(*From Death-Camp to Existentialism*)時，順著他儉樸文字的描述，我們看到了集中營工地升起的美麗晚霞，映照著巴伐利亞的宏偉森林，變化奼紫嫣紅；也聽到了夜間祕密的爵士聚會，流亡音樂家的絕妙演出，讓人詫然。法蘭克的文字，總讓我感受到無常對人性擊打所迸發的琉璃之光，並為這光彩感動莫名。

清醒看生命

另一位讓我印象深刻的身影是精神分析的創始人——佛洛伊德。

佛洛伊德晚年與下顎癌纏鬥十數年（也為此整整動過三十一次手術），還歷經納粹佔領維也納，必須離鄉背井的倉惶與無奈，健康、事業與家業如風中殘燭。然而，他還是悉心維持穩當的生活節奏，看診、研究與寫作，死前幾天還照舊講學；在面對癌症侵蝕肉體時為了保持神志清醒，更拒絕服用像嗎啡這麼強烈的止痛劑，以免思考受阻。面對生命的無常，他日復一日的姿態不愧是個勇者。

在談到心理治療，他說：

心理治療是把神經症的不快樂，轉化為一般性的不快樂。

又或者當人們問他生命的意義是什麼？他說：

生命的意義是愛與工作。

我想佛洛伊德生前對生命的註解並不完整；除了愛與工作，生命更要以有創意的方式橫渡無常。佛洛伊德的一生總是不斷地面對內外交攻的黑暗狂潮，卻能以富於創意的方式保持平衡，其創立的精神分析就是個明證。

在他言簡意賅的論文〈論無常〉(On Transience) 裡，談到與詩人面對無常的不同觀感：一種是感到深沉的痛苦，想要阻止無常的發生（然而這種想要不朽的幻想只是徒然）；另一種則是欣然地接受它。誠如所言：

無常的可貴就在於時間的稀有。正因為快樂是有限的，才會讓快樂彌足珍貴。

佛洛伊德也提到：

當無常挑戰我們，讓我們痛失所愛，愛的能量只能無奈地自舊有的對象身上抽離，因此產生了痛苦，這就是哀悼。要終止這種痛苦，就要重新找到新的對象可以投注，或者把愛的能量收回，轉到自己身上。

死亡的啟示

羅洛梅（Rollo May）也曾提過類似的觀點。這位存在主義心理學家在三十出頭的大好年華感染了肺結核，當時因為沒有解藥，只能搬進療養院，以X光片追蹤病情。整整三年，死亡的陰影籠罩著他，有好幾次險些死去；這段歲月對他而言是抑鬱且恐怖的，卻也讓他對人類的存在思考更多。

在探討愛與死亡的關係，他寫道：

對死亡的覺知激發了我們想要愛的渴望，讓我們更能把愛投向他人或自己；死亡一方面戳破了生命的脆弱與虛幻，另方面也提醒我們對生命的珍惜。

羅洛梅的領悟讓我們無懼於這種存在的焦慮，不僅勇敢迎向挑戰，也讓存在的每一刻發揮它應有的光采。他還鼓舞我們可以創造性地運用這股能量，建立「吾道一以貫之」的自覺與自決，成就獨一無二的生命藝術，以承受無常的衝擊。這種對生命積極創造的勇氣，對比著無常對生命的腐蝕，更顯示出其光燦。

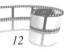

愛情的淬鍊

在影像的世界裡，最能感知無常的電影導演首推朱賽佩・多納托爾(Giuseppe Tornatore)。他主要的成就，是將義大利新寫實主義的電影傳統浪漫化，雖然作品不多，卻部部膾炙人口。著名的三部曲：《新天堂樂園》(*Nuovo Cinema Paradiso*)、《海上鋼琴師》(*The Legend of 1900*)、《真愛伴我行》(*Malena*)，更是以優美的敘事風格，為生命無常提出動人的解答。

在《新天堂樂園》裡，朱賽佩・多納托爾藉著西西里島上「新天堂戲院」的興盛與衰落，來隱喻生命無常。電影放映師及多多這兩位忘年之交，演繹了生命不同階段所帶來的不同感知，以及時間在人身上所印下的無情刻痕。

不管人事如何變遷、如何教人不勝唏噓，我們依然可以在戲院那群熱愛電影的觀眾身上，找到電影藝術無邊的魔力；也就是這分力量帶領我們橫渡無常，使我們從萬般無奈的生老病死中解脫。即使後來戲院沒落了，這分感動仍在多多身上延續，使他成為優秀的電影創作者。

這部電影自傳意味甚為濃厚，敏銳的觀眾不難看出多多對初戀情人的愛，在後來的電影中更化為母題❶不斷重現。

《海上鋼琴師》絕美的愛情旋律，也是因為主角無意間邂逅了甲板上痴望海洋的女孩，透過鋼琴師（藝術家）的眼簾，還有窗櫺所框出女性完美的線條，我們不禁跟著導演墜入情網；而女孩身後所烘托無限綿延的浩瀚煙波，彷彿提醒著我們，無常無所不在。

在《真愛伴我行》裡，小男孩對少婦的迷戀，從情竇初開的懵懂及原始慾望的滿足中，逐漸昇華為騎士精神的救贖，協助少婦掙脫戰爭及男性對她的剝削，讓她與夫婿重逢。電影最後一幕，男孩欣慰地看著少婦開始新生活，心中百感交集，此時旁白娓娓道出：

我盡可能騎著單車離去，遠離我的童年與純真，遠離我鍾愛的莫蓮娜。

這麼多年過去，我陸續愛過許多女人，她們總是會抱緊我，問我是否記得她們？而我真正記得的只有一人，就是那個不曾發問、從無所求的——莫蓮娜。

男孩的低語彷彿出自導演的心底，朱賽佩・多納托爾透過自我對愛情的追尋，帶領我們穿越無常的領地，深刻地為它所洗滌。我們都知道愛情所帶來的悸動，可以讓生命至足與圓滿，但愛情隨後帶來的考驗，卻常是曲折顛躓；即使有情人終成眷屬，最後還是得面對生老病死的別離。愛情絕妙地以它的美麗伴隨著可怕的失落，組成了悲欣交集的無常之歌。

用藝術擁抱生命

當然我們不能因為萬事萬物終會消逝，就悲觀消極地退縮逃避，只是面對無常的挑戰，內心的忐忑又當如何安放？看著朱賽佩・多納托爾的電影，一股感動與勇氣彷彿驅使著我們熱烈地擁抱生命、禮讚生命；即使生命不如預期完美，還是要讓生命淬鍊我們，以創造出屬於自己獨一無二的生命藝術。

回到《海上鋼琴師》那位為了成就藝術之美，終其一生不願下船的隱士鋼琴師。

他在船上出生、修練、乃至發跡，卻能看透世間擾攘以及無常的運作。深切知道自己下船之後終究不能應付凡塵俗世的諸多誘惑，因此寧願忍受孤獨，以成就其鋼琴藝術，即使船毀人亡亦在所不惜。

這位藝術家對藝術吾道一以貫之的意志，以及有所為有所不為的決心讓人感動，身後留下無數美麗的樂章，讓後人在憶及時得以會心微笑，心嚮往之。

電影以象徵性的手法濃縮了人類對抗無常的解答，相對於心理學家的理性論述，感性的另一端便是藝術的追尋。畢竟藝術可以讓所有的愛慾衝動幻化成真，卻不用承受現實的限制與考驗。在藝術裡可以乘坐無常的翅膀，無盡翱翔。

而我對抗無常的利器，就是唾手可得的電影。尤其現在影像閱讀的技術與便利，我們只要願意，在繁忙的生活裡為自己保留一點時間，騰出一絲空間，電影就可以帶領我們活出千百種人生。就算是一次次的死去也無所謂，因為在下一部電影裡，我們又是另一條好漢。

無常的恐怖面對藝術的魔法，全無用武之地。

在心理諮商師這種低調內隱的行業裡，我得忍受寂寞、不斷修練，因此我用心營造諮商室的氛圍，藉此協助案主及我自己橫渡滄桑。

在諮商室神聖的氛圍中，我似乎可以看到自己的背影與鋼琴師的背影不斷交疊，逐漸形單影隻。

❶ 母題（motif），指故事中最小的敘事單位。在不同的歷史情境、時空地點，母題會以不同的面貌重複呈現。

電影檔案

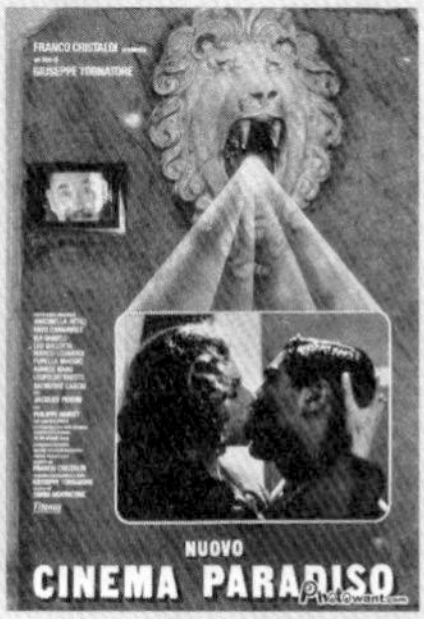

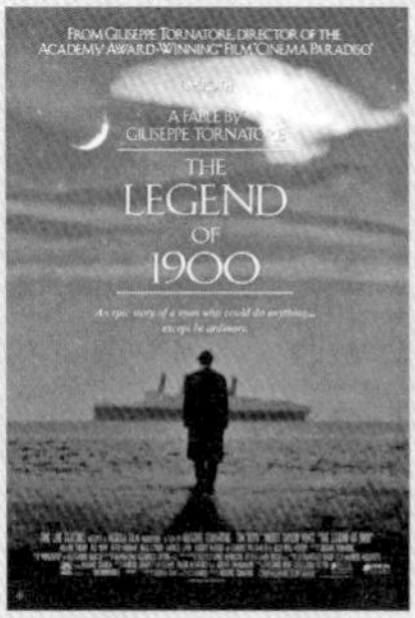

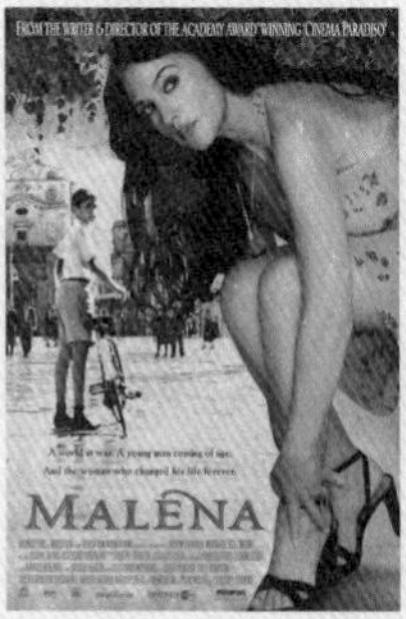

《新天堂樂園》(*Nuovo Cinema Paradiso*)
導演：朱賽佩・多納托爾 (Giuseppe Tornatore)
年代：1988
片長：123 分鐘

《海上鋼琴師》(*The Legend of 1900*)
導演：朱賽佩・多納托爾 (Giuseppe Tornatore)
年代：2000
片長：120 分鐘

《真愛伴我行》(*Malena*)
導演：朱賽佩・多納托爾 (Giuseppe Tornatore)
年代：2000
片長：92 分鐘

生命裡的客體

最近我愈來愈清楚客體❶這件事。

當心愛的人離去，心中某一部分會有被撕裂的感覺，更甚者，會有一種世界崩裂的末日感。常常唯有到這個時候，我們才知道原來這個人早已活在我們心底，成為我們生命的一部分。

當我們瞻望過去曾深愛過的人，或曾經陪我們走過一段的人，其實只要審視我們自己，諸如穿著打扮、舉止言行、興趣習慣、價值理念，都會發現舊愛親切的痕跡。那些幸福得以長相廝守的人，我們甚至會說他們有「夫妻臉」，主體❷客體的融合原來是如此尋常的事。

在諮商室中，常常覺得自己就是一個客體的象徵，準備好承接人性的詭譎多變與世道之起伏艱難。好的客體引渡人穿越冥漠世間，有如但丁(Dante Alighieri)穿越地獄有詩人維吉爾(Virgil)相助❸；有時候，只需要有足夠好的客體，便足以撐起生命裡得有的奮起一躍。

林育賢拍攝的紀錄片《翻滾吧！男孩》，便以幽默詼諧且富含情感的動人意象詮釋這奮起的一躍。片中七位幼小的體操選手，憑著自己的喜好加入體操隊，開始了漫長艱辛的訓練過程。練體操，並不是小孩子的兒戲，而是要經過許多淬鍊身體的痛苦才得以養成；常在練到聲淚俱下，發洩完情緒之後，還是得再度上陣，箇中心酸怎堪一個苦字。

這部電影感人之處除了教練跟選手亦父亦母的情誼，導演拍攝的動機也很特別。片中教練是導演的哥哥，從小導演看著哥哥在體操場上靈巧翻滾的記憶，帶著些許景仰與不解：為何在經過這麼多風雨之後，哥哥始終如一地堅持走在辛苦的體操之路？透過這七個小孩，導演跟哥哥一起回到童年，追索並回味著那原初的感動。電影詳實地描寫了客體如何被主體觀看，且漸次影響主體的成長歷程。

「過度理想化的客體」就像是《綠野仙蹤》(*The Wizard of Oz*)[4]裡的大師烏茲，終究會有被識破而殘破不堪的一天，但大師烏茲對於迷路的桃樂蒂卻又是不得不的幻想，畢竟回家之路如此遙迢。這讓我想到某位案主小時候生長在艱困惡劣的環境，在某個神奇時刻發現藝術的美，幫他看見絕望中的曙光，從此藝術成為某種客體的象徵（或是溫尼考特(D. W. Winnicott)所言之「過渡性客體」❺）。我在憂鬱的青少年時期也一樣，在保守封閉的小城，難以存活的少年殘酷物語裡，若不是古往今來那些偉大而感性的文學家陪伴我，恐怕我也會對存活於世滿懷絕望。

我們可以說，世上有千百種關係，就會有千百種客體寓居於心，主體客體交換易位難分軒輊：虐待與被虐、陽剛與陰柔，千百種對偶關係在主客的連結中，如鏡中倒影虛幻莫測，餘波盪漾。這種融合變形也告訴我們，是如此在乎客體的愛，不惜讓自己變成對方，至死不渝。

關於主客易位的電影，我極力推薦阿莫多瓦(Pedro Almodóvar)導演的《壞教慾》(*Bad Education*)，片中以戲中戲、虛實交錯的方式，讓主體客體交相易位。過去/現在、電影/現實宛如扭曲變形的凹凸鏡，導演透過複雜的形式，傳達了自己對客體的深刻理解。

阿莫多瓦童年曾遭神父性侵，《壞教慾》可以說是他重新審視過往創傷的自傳。但他也沒悲怨到去醜化攻擊片中神父一角，反而悲天憫人地關照神父在情慾中的痛苦壓抑；而片中曾被性侵的主角，後來因為吸毒沉淪，最後竟化為勒索神父的惡人。

片中最教人感動的是弟弟的角色：雖然因為想要爭取演出機會而冒充哥哥，這段扮演卻也因而讓他有機會參與哥哥的過去。其中有場戲中戲講述弟弟在演出後想到哥哥的際遇泣不成聲，主客易位的扮演讓他深刻地同理了哥哥。

臺灣最有希望獲得諾貝爾文學獎提名的小說家七等生，於其波折起伏的一生，及最後因絕望而避居故里通霄的生活中，充滿的卻是對人世無止盡的愛❻。梭羅 (H. D. Thoreau) 的《湖濱散記》(*Walden*) 裡約莫也是這樣的情感——之所以會以其自身實踐清貧理想，為的就是重回人世改造社會。我們誤以為遠離塵囂的隱居者，未料在其自我表述裡，卻充滿著對泱泱人世的眷戀。

原來人的生之底景就是「關係」，無所不包、無所不在，存於有形無形的事物；更甚如整個自然就宛如客體之理想母親原型的象徵，烘托著人類性靈無盡的存在。還有一種更超脫的關係就是宗教，讓人回到融合或者是融合前的狀態中，體驗著一種太初有道的能量運行，一種純然的慈悲。

❶ 客體 (object)，指有別於自身之外、被我們投注情感能量的對象。

❷ 主體 (subject)，指主動、思考的個體，有自己的思想意圖，會想尋求慾望的滿足。

❸ 見但丁的作品《神曲》(*Divina Commedia*)。

❹ 著名的童話經典，講述主題為「一條回家的路」。主角桃樂蒂因被龍捲風吹走而遠離家園，後來受指點需要去翡翠城尋求巫師烏茲的協助。途中遇到鐵皮人、稻草人與懦弱的獅子，經他們的協助後終得重返家園。

❺ 過渡性客體 (transitional object)，指小孩在客體（如母親）缺席時，可以有一物品（如絨毛玩具）作為替代性的客體，使小孩處在一種幻想與現實的層次——彷彿自己仍與母親同在。

❻ 七等生隱居通霄的日誌作品《譚郎的日記》。

電影檔案

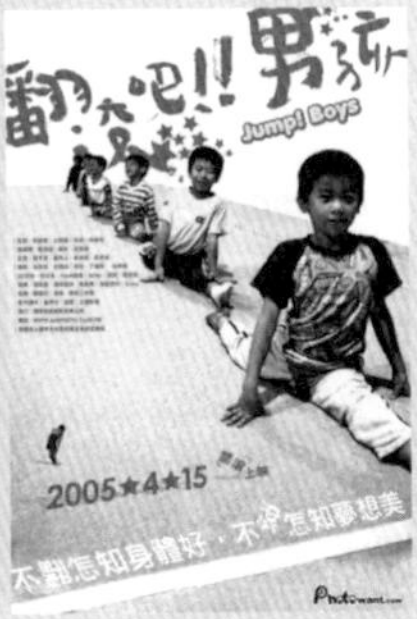

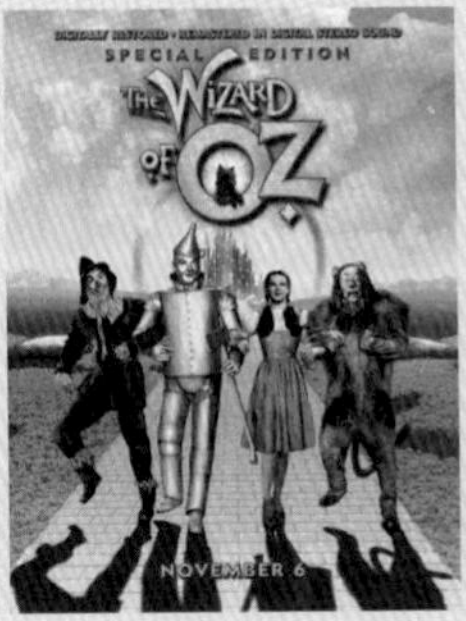

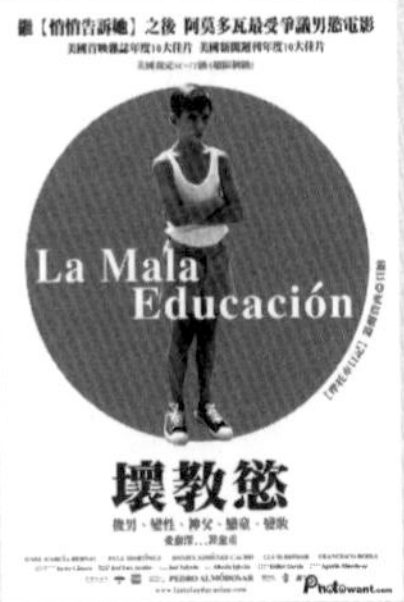

《翻滾吧！男孩》(*Jump! Boys*)
導演：林育賢
年代：2005
片長：84 分鐘

《綠野仙蹤》(*The Wizard of Oz*)
導演：維多・佛萊明 (Victor Fleming)
年代：1939
片長：101 分鐘

《壞教慾》(*Bad Education*)
導演：培卓・阿莫多瓦 (Pedro Almodóvar)
年代：2004
片長：109 分鐘

陪伴的力量

好朋友最近要離婚，心情一直很低落，對於這個話不多的朋友我常常不知道可以為他做什麼。有時候，我知道自己只要靜靜地陪伴在他身邊，什麼也不用多說，便已足矣……。

在紅樓廣場，臺灣新興的同性戀聖地（媲美舊金山的卡斯楚街），尋常的週末夜晚，這位好友也陪伴著我，異性戀的他很自然地融入同志文化，毫無芥蒂。兩三杯黃湯下肚，話語有了溫度，我們可以感受到一種真實的靠近。很奇妙的，兩個男人間的陪伴有了一種神奇的力量。

這種陪伴讓我想到大學時期交往的另一位好友，我們像是連體嬰般混跡校園，尋覓一些有趣好玩的閒事。記得天冷的時候我們會共擠一條棉被，當時我們的友誼還曾經讓很多人質疑，但通常聽到這種猜測只讓我啞然失笑。回顧往事，對於他在我向他「現身」（come out）的情況下，還能真心相待的情誼深深感念。

看湯湘竹的兩部紀錄片《山有多高》❶、《海有多深》❷我也有同樣的感覺。在導演深情款款的敘事裡，我們看到他與記錄的對象——不管是失意的馬目諾、中風的父親、抑或甫出生的小孩，用情之柔軟真切，讓人低迴不已。

現代社會下的核心家庭，由於我們投注於工作的時間甚多，很多父親與孩子的距離是遙遠的，我們通常透過母親的敘事來認識父親，或者是透過文化刻板的男性形象來認識父親，使得很多男孩的男性認同扁平而失真。詩人羅勃・布萊(Robert Bly)早在七〇年代的大作《鐵約翰》(*Iron John*)裡便大聲疾呼，希望男人可以不用只是競爭，或者受限於同性戀恐懼症而彼此疏遠；男人跟男人間也可以彼此相挺，讓真實而有力量的男性形象與男性情感得以覓得。

這也是為什麼我們看著片中那些象徵生命歸處的諸多原型，會如此感動的緣故——不管是招喚著半身癱瘓的馬目諾一步一腳印歸去的大海；或者是父親返鄉車行的荒煙蔓草與蜿蜒山路；又或者是導演從超音波窺見稚兒泅水在子宮羊水間鏗鏘有力的心跳……。我們在面對生命的崇高、深邃時如是渺小，但是鏡頭另一端的記錄者/生命陪伴者卻總是在那裡，卸下了社會所規訓的男性角色、裝強扮酷的男性盔甲，真情相伴，一路相挺，這就是湯湘竹作品最感人的元素。

這種相伴其實也是一種返家的歷程，不管是生命原型的皈依，或者是滾滾紅塵的關係，只要有讓人安心的陪伴與傾聽，家從此有了遼闊的定義。

❶ 本片是導演記錄自己的小孩出生、成長，與陪伴父親返鄉探親的過程。

❷ 本片是導演描述原住民馬目諾的一段生命歷程紀錄，從離家到回家的生命轉化過程。

延伸閱讀

《海有多深》相關文章請參考作者部落格：http://www.wretch.cc/blog/seaseas&article_id=7718768。

電影檔案

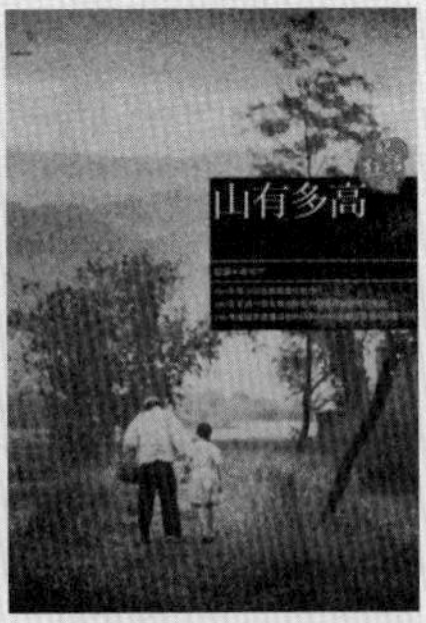

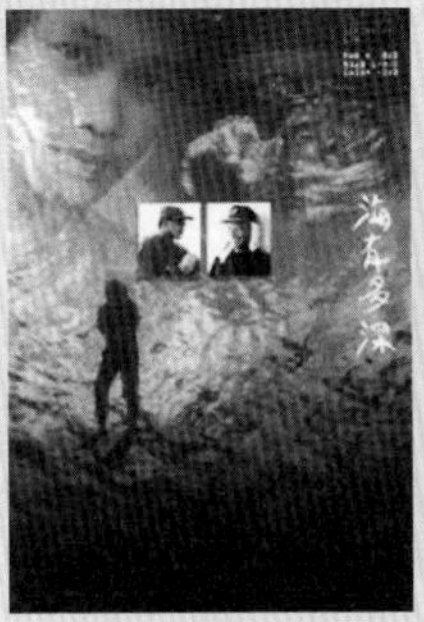

《山有多高》(*How High is the Mountain*)
導演：湯湘竹
年代：2002
片長：56 分鐘

《海有多深》(*How Deep is the Ocean*)
導演：湯湘竹
年代：2000
片長：56 分鐘

柔軟心靈的基本功——同理心

從事伴侶諮商的過程中，常看到伴侶雙方站在各自立場說著不同頻道的話語，導致所謂的「溝通」簡直是「雞同鴨講」；更甚者，那些帶著強烈情緒的語言更是不經意地傷害了彼此。這個過程中，我除了擔任「翻譯」的角色外，更建議伴侶雙方把溝通的速度放慢，學習聆聽對方真正在說的是什麼。

這個重要的功夫就是同理心(empathy)，可以讓心靈柔軟、穿透重重防衛。同理心是人類互愛的基礎，情緒智商(E.Q.)的起始點；對於心理諮商師來說，更是所有訓練的基本功。

回想自己求學時，用了一整年的時間來學習同理心❶。我一直很感激那一年的學習，還有帶領課程的翁開誠老師。記得那是個充滿歡笑與眼淚的一年，我們先用一學期欣賞電影，試著去理解劇中人物，探尋他們生命的意義；然後再用另一學期以自己的生命故事為藍本彼此學習。雖然自我理解是場令人有點焦慮的冒險，但每週我都還是抱著期待去上課，也都帶著滿滿的感動回來。

這個學習經驗讓我在面對人性時更謙卑、更樂觀、也更包容，看待案主時也不會將心理諮商理論，硬生生地套在他們身上。一切從零開始，我只是把自己敞開來感受他們生命的一切，再試著把自己的理解化成語言傾吐出來，其實就是同理心最基本的定義。

對於一般人而言，面對不同人事物的恐懼、焦慮以及偏見，也都是扭曲我們同理別人的有色眼鏡；當然還有來自於我們生命中未解的議題，也常常是阻礙我們與別人接觸的絆腳石。

所以學習同理心就要先消解這些生命的難題，我們雖然不能期待自己清澈如鏡般來映照別人，卻可以期待自己在面對這些阻礙時能夠覺察，也懂得溫柔對治，莫讓它們影響我們與別人的交會。

我喜愛的心理治療大師歐文・亞隆(Irvin D. Yalom)，在《生命的禮物》(*The Gift of Therapy*)中提到：「世間雖有千百種人，但這些人的不同特性，其實也反映出我們人格的多面性。而具有同理心的人便是有某種能

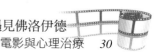

耐，可以召喚這多面向的人格返回自身，與人同感。」他並以此來激勵年輕的治療師要敞開心胸，延展內心的廣度來學習同理心。

把同理心提升到心理治療崇高地位的羅傑斯，曾如此形容同理心所帶來的治癒力量：

我常常注意到，在治療過程和小組交談中，我愈能深刻地聽取別人的談話，對方就愈能顯示出更多的變化。我認為一個最普遍的現象是，當一個人意識到別人已經充分透徹地傾聽並理解自己時，他的雙眼就會閃現出淚光。

這實際上是快樂的眼淚。他好像在喃喃自語：「感謝上帝，終於有人聽懂了我的話，終於有人明白了我究竟是怎麼樣的人。」就像是一個被關在地牢裡的囚犯，日復一日用摩斯密碼輕輕地敲著牆壁，不斷送出訊號：「有人聽得見我嗎？有人嗎？有人能聽得見我嗎？」終於有一天，他突然聽見一陣微弱的敲壁聲，這是回答的信號：「是的，我聽見了你。」就是這一簡單的回答，他立刻感到因擺脫了可怕的孤獨而輕鬆起來，他又變成了人。今天，有無以數計的人生活在這種與世隔絕的地牢裡，從外面無法看見他們的蹤響，只能細心傾聽他們從地牢發出的微弱信息。

我自己透過電影來學習同理心，也會注意講述同理心的電影，有時候一部電影閃現的吉光片羽，傳達出動人的人際互動品質，讓人印象深刻。《再見了！可魯》這部電影講述導盲犬可敬的一生，從挑選到訓練，要成就一隻導盲犬可以洞悉盲人的心意，可不是件容易的事情，片中就以可魯的故事來說明這個可貴的過程。

導盲犬訓練師訓練可魯理解人類的要訣，就跟我在心理諮商體會的一模一樣。

在可魯還是幼犬的時候，最重要的是給予安全滋養的環境，讓牠可以自在地長大。令我印象深刻的是訓練師特別提醒飼主，在可魯做錯事情的時候不要責備牠，這讓我想到人類如果可以在沒有價值評斷的環境下長大，比較容易活出真實的自己，更可以培養對別人的信任。這些訣竅簡而言之就是母性的品質，對於嬰幼兒特別重要。

在度過了無憂無慮的童年生活之後，可魯進入訓練學校，接受具有紀律的導盲犬訓練。在這段時期牠學習了許多導盲的技巧，也學習過團體生活；生活開始變得有結構、有限制，也有挑戰。這種影響其實就是父性的品質，提供給人投身社會之前重要能力的準備，也可以形塑一個人的認同，並激勵一個人的理想。

可魯很幸運地同時擁有絕佳的母性以及父性品質的影響，也造就牠服務世人的認同，鞠躬盡瘁，簡直就是我對自己選擇做諮商師的完美投射。

這部電影讓我想起羅傑斯提到人性可以健康養成的幾個要素：無條件的接納、真誠與同理心，就像是植物不可或缺的空氣、陽光、水，這些價值都在這部電影被貫徹。也就是這種愛的氛圍造就了可魯生命的溫柔與力量，使牠在後來面對盲人渡邊先生——如此固執、魯莽而不近人情，都可以為牠所感化；片中有幾段描寫渡邊先生遭逢生命的困頓（受訓未果、痼疾纏身）時，可魯感同身受的陪伴，真切地示範了同理心蘊含的力量。

人對狗往往可以不帶評價，也可以無條件地接納；人對人卻很難做到。會造成這種差異的原因，是我們往往對人有所期待，因此很難無條件地去傾聽別人；再者，受制於過去與人交往時受傷的經驗，讓我們在面對人時常常被那些經驗所制約了，就像是戴上有色眼鏡觀看別人，怎能看出對方的本色？

另一部電影《大地的女兒》(*Nell*)講的就是這種情況。影片描寫兩位帶著過往創傷與生命難題的助人工作者，投身於研究並且保護「野女孩」妮兒的故事。妮兒被顏面麻痺而且曾經遭受強暴的母親養大，隱居山林的她從未接觸人類社會，對於試著理解並協助她的助人者形成很大的挑戰。

妮兒被文明社會發現時正經歷失去母親的痛苦，在更早之前，她也失去了自己的雙胞胎妹妹。在這個重返文明社會的過程裡，當我們看著片中兩位助人者（傑瑞醫師和寶拉博士）❷孜孜不倦地去理解妮兒支離破碎的語言，抽絲剝繭地去釐清她古怪行為後面所隱藏的情感失落時，其中的熱情很令人動容。只是導演不僅滿足於此，他還帶領我們去檢視這些助人熱情後面所隱藏的生命故事——助人在這裡雖然有著美好的價值，但是未經釐清的議題有時候卻會在助人的過程中造成障礙。傑瑞醫師的過度投入保護妮兒，其實只是他對文明社會失望的一種投射；而寶拉博士的理性無感，也只是害怕倚賴感情的逃避而已。這些議題也都蘊含著他們過去未解的傷痛。我們若要同理別人，得先協助自己去涵容這些傷痛，讓我們在與人交會時，可以真心誠意且活在當下。

片中有許多人與人真心交會的片段令人淚崩，尤其是妮兒安慰逃到黑暗中飲泣的寶拉，如此的真誠無掩。誠如她所說的：「我們已經不敢直視彼此的眼睛了。」而人類文明雖然巨大崇高，卻也讓我們付出了背負這些假我 (false self) 的代價。

而同理心，就是融化這厚重盔甲，照見真我的曙光。

❶ 我的碩士班就讀於輔大的應用心理系諮商諮詢組，它以敘事治療以及社會實踐的左派立場，在臺灣的心理學界獨樹一格。

❷ 如同妮兒一樣，這兩位助人者在褪去了專家的外衣之後，還是有自己不為人知的傷心過往。譬如傑瑞醫師，因為厭倦文明生活而離開大都市的專業生活，也結束了一段婚姻；而寶拉，自小父親遺棄家庭，母親因而陷入嚴重憂鬱，逼得寶拉迅速長大，從此失去童年。

電影檔案

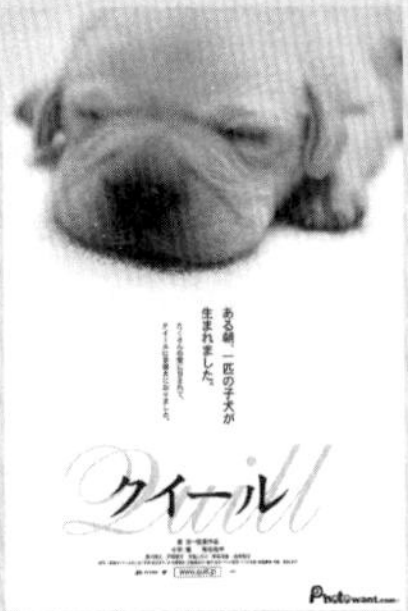

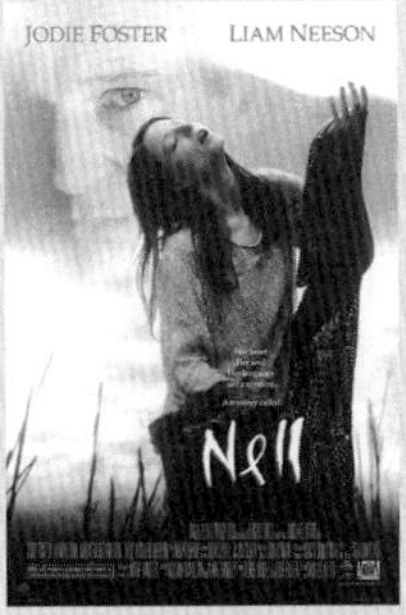

《再見了！可魯》(*Quill*)
導演：崔洋一
年代：2004
片長：100 分鐘

《大地的女兒》(*Nell*)
導演：麥克艾比提 (Michael Apted)
年代：1995
片長：113 分鐘

祈禱的力量

我們甚至可以說，松子內心深處總是祈禱著壞男人來到她身邊……。

秀外慧中的松子一路平順，畢業於優秀大學，在高中任教。沒想到為了冥頑不靈的學生頂替偷竊罪名，卻在緊要關頭遭受背叛……。被迫離職後，沒人愛的松子，開始不停地尋找真愛。

往後人生松子遇見了各式各樣的爛男人——有暴力傾向的作家、嫖客、理髮師、黑道混混……。為了生計她甚至不惜擔任脫衣舞孃，也因為不堪虐待而殺人入獄，直到最後對人生絕望，淪為爆肥的拾荒女人，落寞地死於公園……。

《令人討厭的松子的一生》是一個突兀而哀傷的故事，松子坎坷的命運讓人不解，好像應驗了「自古紅顏多薄命」。電影在導演中島哲也 kuso

的詮釋下，更增加那種極端壓抑的情感張力，這種張力直到最後一刻，終於匯集而爆發出無法抵擋的潰堤……。

其實我們只要用心領會，便不難發現松子悲劇的根源：一生不斷地重複著「不為父親所愛的可憐女兒心情」。她太執著於這種欠缺與痛苦，以致於無法脫身；強大的潛意識力量不斷地反映在她生命的抉擇裡，也為她吸引來足以致命的壞男人。然後，觀者只能無奈地看著她逐漸地走向自毀的道路……。

同樣地，在個案工作中我常會遭逢此類非理性的情緒力量，它以非常隱微卻強大的方式運作，左右我們的命運。要辨識它並沒有這麼容易，往往不像表面以為的這麼簡單，甚至常是事與願違。心理動力取向的諮商師常常靠著情感轉移[1]的現象來探測它的存在；在人類的歷史裡，這種力量也被冠以不同面貌的稱呼——內在小孩、生命腳本、業的法則……。

暢銷全球的《祕密》(*Secret*)便用最簡單的方式說明了這個道理，聲稱這是關於能量運作的原理——吸引力法則。這項法則認為：

思想是具有磁性的，並且有著某種頻率。當你思考時，那些思考就發送到宇宙中，然後吸引所有相同頻率的同類事物。你就像是一座人體發射臺，用你的思想傳送某種頻率。如果想改變生命中的任何事，就藉由改變你的思想來轉換頻率。

把這項法則套用在關係上，我們可以發現：「以愛和尊重對待自己，就會吸引愛你、尊重你的人。……當你覺得自己不好，就是在阻擋愛；而且你會吸引更多讓自己覺得不好的人和情境。」

用這項法則來理解松子的境遇，會發現她內在不為父親所愛的哀傷過於強烈而無法化解，乃至於轉化為一股對自己放棄的憤恨力量。難怪乎自從離家出走後，松子的身心每況愈下。她對壞男人的執著，可以說是某種自我糟蹋的非理性力量，直到這股毀壞自己以報復父親的力量把她帶向死亡……。我們甚至可以說，松子內心深處總是祈禱著壞男人來到她身邊。

面對這股可怕的力量，心理治療有兩個傳統對治。第一個傳統是佛洛伊德以後的心理動力取向，謹守希臘神諭的訓示：「認識你自己」，強調挖掘內心深處的非理性力量運作，也就是清明地體察潛意識如何影響我們的情緒與行為，乃至於獲得自由。

另一個則是催眠取向的治療，強調內在自我對話的重要，希望透過正向的自我對話吸引正向的事物到我們身邊。這種傳統比較接近《祕密》這本書的主旨，相關的技巧還包括宗教中的祈禱、或者靈修中的冥想（觀想），對話的對象更是超脫了肉身狹小的我 (self)，而與內在或者與宇宙連結的大我 (Self) 對話。

真正的祈禱當然具有超凡的作用，但不是那種求神問卜、功利短視的祈禱，而是要動員自己全部的身心、思想、情感與作為，全心全意地活在我們所祈禱的事物裡。

最後祈禱變成是一種存在的方式，我們是用生命的本質在召喚著生命自身。當然抵達這個境界，生命的善美就不在那些等待我們追求的事物；此時此刻，生命便圓滿俱足。

❶ 情感轉移 (transference)，指案主把過去生命中對重要他人的情感或態度，投射到諮商師身上的歷程。這也是精神分析取向的心理治療工作中主要的焦點。

延伸閱讀

中島哲也，日本喜劇鬼才，電影以卡通動漫的奇詭以及華麗的鋪陳聞名。其他著名的作品有：

1. 《下妻物語》(*Kamikaze Girls*)。
2. 《幸福的魔法繪本》(*Paco and the Magical Book*)。

電影檔案

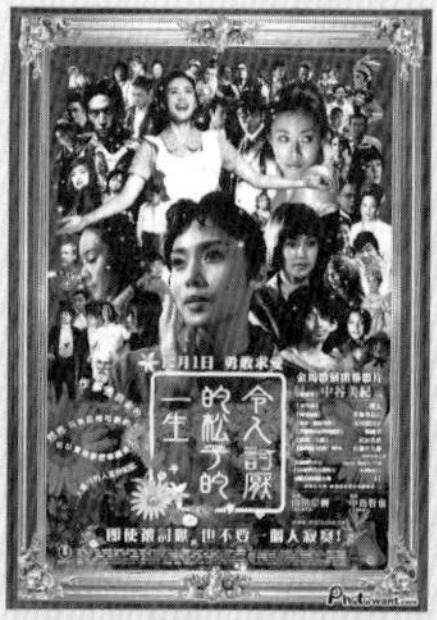

《令人討厭的松子的一生》(*Memories of Matsuko*)

導演：中島哲也

年代：2005

片長：130 分鐘

愛與意志

最近我有一種飄飄忽忽的感覺，好像是忽然醒過來，慢慢變得清醒。然後，發現這個世界只剩我一個人。

這種感受並不是說我不能去愛，也理解家人及男友都深愛著我，但是我也看到：在我跟我男友之間，終究還是有一條隱形的線，讓我們永遠無法真正了解彼此，我們對世界主觀的感知是旁人無法觸及的。

知道這件事有點寂寞，但是卻很好，讓我更敬畏且更珍惜生命……。

這是諮商片段中某位案主的獨白，我永遠記得聽到這段話語時的感動。雖然她看到人類存在的孤獨，但是身為這種孤獨的一分子，卻讓我感覺到與她的連結。

心理治療最後一定會探觸人類存在的命題。自忖：「我是誰？為何我存在於世？我在世上所為為何？」當人這樣思考的時候，便開啟了對自己存在處境的覺察。

在心理治療的歷史裡，羅洛梅是一座溫暖的燈塔，他於七〇年代撰寫的《愛與意志》(*Love and Will*) 因深刻剖析人類存在而造成轟動。九〇年代關錦鵬的作品《藍宇》，同樣也觸及了現代人存在的議題。如同我們在這部電影裡感受到一種揮之不去的氛圍，北京的資本化與現代化，一切改變得那麼快速，人的心卻飄飄忽忽，找不到安歇的地方，而人的心想安歇在哪裡呢？我想唯愛無貳吧！

本真的存在以及非本真的存在

讓我們先來看看故事裡的兩個角色：藍宇以及捍東。

德國哲學家海德格 (Martin Heidegger) 曾經提到人「存在於世」可以有兩種選擇，一種是選擇「是自己本身」，他稱之為「本真的存在」；另一種是選擇「不是自己本身」，他稱之為「非本真的存在」。這兩種存在的方式不僅影響著一個人的思考、情感以及世界觀，也深深地影響著自己與別人的關係。

處於「本真的存在」的人會開放自己、放鬆自己，安然地讓事物發生，與自己融為一體（海德格稱之為「與物同遊」）。在這種境界中，人是他真正的自己；在與人的關係裡，也會如其所是地展現自身，人與人之間的關係有一種互為主體的了解，人與人之間的交往是自由的，也有一種時間上的延續性，用一句話來說也就是指「你的未來有我，我的未來有你」。

依此概念，在這部電影裡藍宇的存在比較接近於這種方式——總是忠於自己的感情，勇敢專注地愛著捍東，沒有逃避、否認，也沒有偽裝。他就是依著自己真實的面目活了下來，縱使活得辛苦，包括捍東對他的背離，還有同志在北京備受壓抑的處境，但卻活得富於力量與尊嚴。另一方面，在整個故事壓抑虛無的基調中，也因著藍宇這種「本真的存在」，讓我們始終都得以擁有一絲光芒燭照著坎坷的夜路，也帶來熱切的感動。

相形之下，捍東的生命情境比較接近於「非本真的存在」，總是要掌握與操縱外在世界（包括人與物），也因此當他與別人互動的時候，總是計較著利害得失，不然就努力地把自己隱藏起來，以符合社會的期望。這一種人也許會有社會所讚許的成功與完美的人格面具❶，但其實他與自己內心卻是疏離的；因為逃避著成為真實的自己，所以他不需要為生命做出任何道德的抉擇，也無須承擔任何隨之而來的責任與風險。

最後，「非本真的存在」把人的時間觀侷限於現在，人變得短視，失卻了過去與未來的回顧與前瞻，往往只能以「把握當下」為藉口，遂行生命虛無之實。

電影裡我們看到捍東叱吒商場、志得意滿的人格面具。社經條件優渥的他，當晚想買下藍宇的初夜，便顯現出他為了遂行個人慾望而把人物化的嘴臉，再加上總是缺乏勇氣接受自己的同志情慾，致使無法知悉與認同自己對藍宇的感情，只能代之以慾望爭逐的虛無；於是我們看到他嫌藍宇「土氣」、看到他處處以「有錢就是老大」的姿態來羞辱藍宇，也看到他處處留情讓藍宇難堪失望，於是有了第一次的衝突與分手。

捍東第一次真實面對自己的情感，是在聽到藍宇身在天安門示威的學生群中生命垂危時，如此地坐立難安，致使他不可遏抑地要去尋覓藍宇。

藉由這個外在事件的考驗，捍東終於卸下面具，照見自己對藍宇的愛，至此才讓他「非本真的存在」有了一點真實的光采。這段情節導演鋪陳地教人動容：兩位情人在暗夜中相擁而泣，彷彿聽到純真的心靈在絕望中發出的沉痛呼喊。為什麼確認彼此的愛是如此困難？總要等到生死攸關？

意志：實踐的勇氣

然而，確立自己真實的存在，還需要在現實世界實踐的勇氣，這牽涉到人抉擇自己生命隨之而來的責任。存在主義在此著墨甚多，認為當人可以為自己做出選擇，就是在這混亂無序的世界裡掌握了意義與自由。

於是我們看到捍東為自己與藍宇購置新屋，這是一種忠於自己情感的責任與勇氣，「今朝有酒今朝醉」的時間觀開始轉變且延展到未來。然而第二個考驗隨之出現：捍東邂逅了一名女子，這女子的稱頭聰穎是社會標準中的典型良妻，為此捍東決定與其步入婚姻。雖然捍東如此決定僅是屈從於社會對一個成年男子的要求，並不是真心想與藍宇分手，但我們看到忠於感情的藍宇一點也不願妥協（就像在捍東第一次背離時他不願意妥協一般），這一次，藍宇還是選擇獨自離開，而捍東的婚姻終究也以離異收場。

捍東又被逼著去面對自己生命的真實：他畢竟是一個男同志，而且愛的是藍宇。也因此多年之後再見到藍宇，捍東才那麼誠心地想留住他，甚至之後又能不顧自己即將鋃鐺入獄的落魄，成全藍宇出國留學的心願（逐漸地從支配性的關係，發展出同理且利他的關係）。

至此這對苦命鴛鴦又面臨了第三個考驗：「當一個人已經一無所有時，你還愛他什麼？」這一個考驗足以讓許多海誓山盟的愛侶分道揚鑣（所謂夫妻本是同林鳥，大限來時各自飛）。在生死攸關之時，藍宇願意散盡千金，換得愛人平安歸來，整部電影飄忽虛無的基調才落實下來。一家人吃火鍋的那一場戲，我們看到能守候在愛人身邊的那種貼心與溫暖，在這濁世之中，愛的呼聲才第一次有了真切的回應。

《藍宇》的悲劇也在於此，當一個人終究肯忠於自己、忠於所愛，而願意有所珍惜時，卻不能與愛長相左右。捍東在目睹藍宇屍首時痛不欲生，彷彿整個世界都崩裂了；這般際遇雖教人不忍，但我們仍要感謝藍宇，用他的生命來教導捍東，什麼是真實地成為自己的可能，以及相愛的可能。

羅洛梅的愛與意志

執筆至此我們便很自然地要談到羅洛梅，因為他是少數為了人類因物質文明喪失真愛，而發出沉痛呼聲的心理學家，也是少數曾經親身罹患重症、面臨生死攸關進而對生命產生深刻思考的哲學家。也因此，當他談到愛與意志，是如此地動人心弦、鏗鏘有力。

羅洛梅認為第一次世界大戰之後，西方人開始把他們的關懷集中在以肉慾為主的性上面，以為它可以取代愛的其他形式：

我們從假裝性根本不存在，猛然地轉入一個為性著迷的狀態……人們大方地在性行為中裸露自己的身體，然而，隨著溫柔而來的心理和心靈層面的裸露，人們則顯得戒慎恐懼。

於是為了不可規避的孤獨感，以及文明隨之而來的孤絕與冷漠，人把自己變成一部「性愛機器」，希望在身體氣喘吁吁的顫抖中，證明自己尚未麻木。但問題的根源是人害怕而躲避親密關係，不願意負起愛與意志的責任，反倒將自己沉淪在身體的爭逐中，墮入一個不斷刺激卻逐漸麻木的死胡同（《藍宇》中的捍東便是典型的代表）。但是，什麼樣的力量可以轉化這種「非本真的存在」成為「本真的存在」呢？

羅洛梅認為，對於死亡的覺識將會使我們對愛的價值有更為開闊的看法（一如《藍宇》中無所不在的死亡）。他引述心理學家馬斯洛（Abraham H. Maslow）在第一次心臟病發之後所寫的一封信：

死亡，和它終將現身的可能性，使得愛、熱情的愛，成為可能。倘若我們知道自己將永遠不死，我懷疑我們是否還能如此熱情相愛，是否還能經驗到這等狂喜？

因此，死亡為我們的生命提供了一個很好的參考座標，在它的大限之下我們怎容自己的生命如此浪擲而有所蹉跎？也才開始反省自己面對倏忽而過的一生最重要的價值選擇為何？也因此，我們不願意把別人僅僅當做一個遂行慾望的工具，而願意建立更為親密而長期的關係。在這種存在狀態裡，時間開始從現在飄忽的虛無之中，由過去流向未來，這種時間觀反而讓生命不再虛無而充滿著各種可能；使得人為了所愛，貫徹意志，成就生命意義的藝術。

❶ 人格面具(persona)，指人為了適應外在社會而建構出的角色與性格，像是皮膚一般介於內在自我與外在他人之間。

延伸閱讀

對羅洛梅有興趣的讀者可以參考以下書目：

1. 《尋找存在的真諦：羅洛梅的存在主義心理學》（貓頭鷹）。
2. 《愛與意志》(*Love and Will*)（立緒）。
3. 《自由與命運》(*Freedom and Destiny*)（立緒）。

電影檔案

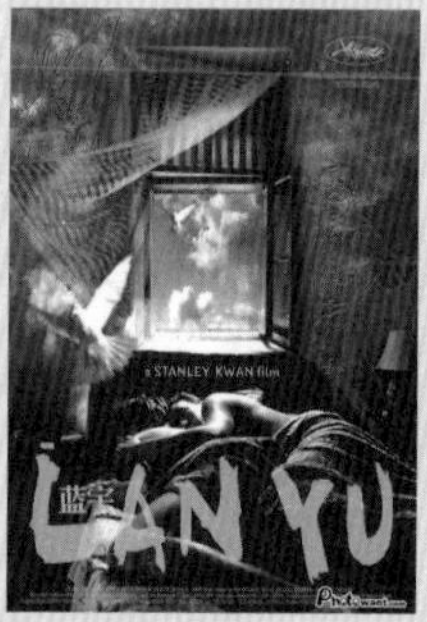

《藍宇》(*Lan Yu*)
導演：關錦鵬
年代：2001
片長：87 分鐘

行家必看的心理治療經典

好的心理治療如鳳毛麟角，更別說電影所呈現的治療往往被大眾扭曲，失真失準的機率很高，最典型的例子首推《第六感追緝令》(*Basic Instinct*)，張牙舞爪的莎朗史東 (Sharon Stone) 不僅色誘治療師，更使盡全力想鬥垮他，讓很多同行看了搖頭嘆息。

在美國叫好又叫座的《黑道家族》(*The Sopranos*) 影集，算是近年來少有以心理治療為題材的佳作。本片描述一個黑道大哥把自己困在岌岌可危的事業、衝突日甚的家族，以及一觸即發的焦慮與憂鬱中，最後因為恐慌症發作而不得不求助於心理醫師。

影片開場以診療室中坐立難安的東尼驚惶不已的眼神開始，隨後冷靜果決的心理醫師珍妮出場。東尼因為黑道傳承的男性尊嚴，不想承認自己有心理危機，在心理醫師毫不妥協卻循循善誘的問話下，編導慢慢帶領我們進入東尼的生活世界，抽絲剝繭他內在衝突的核心。

這一個外表腦滿腸肥的中年男子，卻做了一個令人驚豔不已的夢。這個夢把前面凌亂的敘事做了一個完美的註解：

> 我夢到自己的肚臍變成一顆螺絲，當我把這顆螺絲轉開來的時候，沒想到雞雞卻掉了下來。
>
> 這時候飛來一隻鳥，啣走我的雞雞，然後飛走了。

夢中的鳥對照東尼的生活，讓我們想起那段時間飛入他家棲息的雁群。每天東尼都會到庭院的泳池探望牠們，看著牠們築巢、養育小孩，總會給他帶來莫大安慰。其實東尼在雁群身上投射了自己對家人的愛，他自己就是那隻辛苦持家的雁子。

然而這分愛在眾多利益糾結，以及價值衝突的情況下顯得捉襟見肘，種種壓力都在挑戰他作為一個宛如賈利古柏(Gary Cooper)❶般男子漢的可能。

難怪東尼的恐慌在雁群飛走時猛然發作，雁群的飛離象徵家族早已分崩離析，而他身為家族老大，卻深感無力。

劇中最精彩的一段，是他前去探視自我封閉卻異常難搞的母親，我們看著這個逞凶鬥狠的男人在母親面前被惡整到癱瘓無力，編導的黑色幽默一針見血，卻也讓人鼻酸。

在諮商課裡我最愛問學生一個問題：「夢中的鳥啣走他的雛雞對東尼意味著什麼？」

聰穎的學生很快地便看出東尼的無力感，這個典型的閹割焦慮❷顯示出東尼認為自己無力維護一個家，或者是一整個家族的黑幫事業；這種無力感對他的男子氣概是一種恐怖的屈辱。劇情行走至此，我完全跳脫自己以前對黑幫電影打打殺殺的不耐，眼角飆出淚來。

當我觀看這些以心理治療為題材的電影，內心深處渴求的也許是某種關於心理治療熱情的原初感動。特別是這個行業大都是關起門來做事，你很難知道同行在做什麼，頂多聽到的是研討會或期刊上的個案報告這種二手資料，第一線的體驗簡直是付諸闕如。

這時候看電影，等於是親臨現場，了解這個行業的入門磚。

很高興《黑道家族》整部影集是以東尼進行心理治療為主軸進行的，

我也對片中治療師的專業與慈悲給予極高的評價。短短不到一小時的影集，簡直是完美的心理治療示範，想要了解心理治療的朋友一定不要錯過。

❶ 美國電影裡典型西部英雄的代表，常給人「正港男子漢」的鮮明形象。

❷ 閹割焦慮 (castration anxiety)，指在陽具崇拜下，小男孩害怕代表力量的陰莖會被父親這個競爭對手給閹割掉。

延伸閱讀

1. 另一部影集《捫心問診》(*In Treatment*)，或譯《就診》，描述心理治療師保羅在進行諮商的過程中，也省視並超越了自己的中年危機。這部影集最酷的就是全片都以心理治療的完整過程顯現。
2. 再推薦一本好書《腦時代心治療》(*Healing the Soul in the Age of the*

Brain)，作者伊里歐・泛達羅利 (Elio Frattaroli) 寫這本書主要是要批判當代精神醫學沉淪在唯物主義，而侷限於腦神經科學以及管理式照護的保險體制下。這本書在最後一章特別推薦《黑道家族》這部作品。

影集檔案

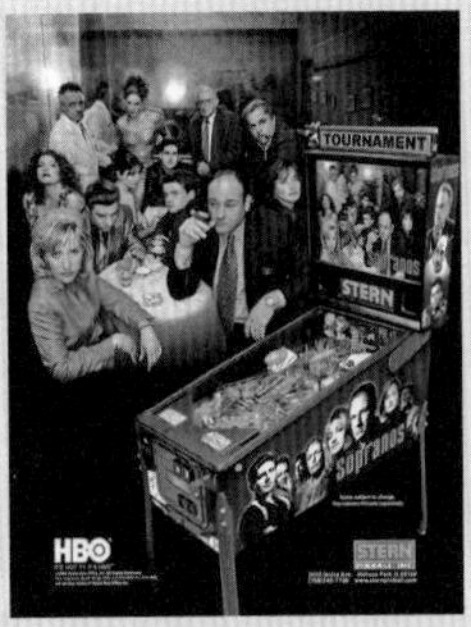

《黑道家族》(*The Sopranos*)
導演：丹尼爾艾提爾斯 (Daniel Attias)
年代：1999
片長：60 分鐘／集

人生四季

年關將近，不知為何，心底總感到異常溫柔？

這種心情就像是黑夜來臨前，總是期待著天空可以出現斑斕的晚霞。

氣候好的時候，天際瀰漫著動人光線，無窮無盡，讓人可以沉緬在這種氛圍裡。在一天即將結束時，我們對生命的變化分外敏感，且有所體悟。

同樣的，一年行將結束之際，我們是不是也準備好這種溫柔的心情，細細體會生命的變化？

今年的自己跟去年的自己一定有所不同；不管是身體的狀態、容貌的刻痕，還是內心傷口的復元，抑或是潛能的開發。有形無形，在我看來都是美好景致。

這些景致伴隨著酸甜苦辣的回憶，值得我們用天真無染的心眼關照，儲存在記憶的大海，以豐富生命。

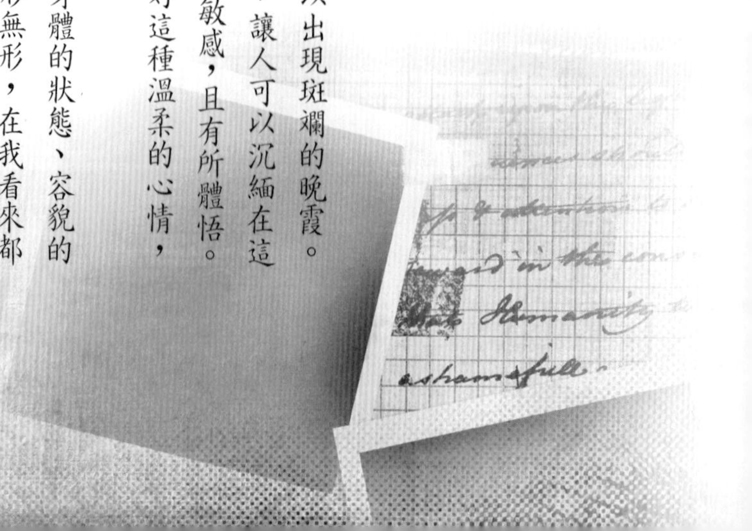

不管是幼兒期對安全與歸屬的渴求；童年期自足與自立的欣喜；青少年的迷惘；年輕時的流浪；成年期的成熟與自信；中年期的重新再出發；或者是老年期的終結與圓滿。

生命在各個時期都有專屬於它的母題，但也依循著共通的方向前進；藉此，我們可以對生命充滿熱情，發展出有價值且安全的關係，並且擁有健康的好奇心，還有豐富的想像力。

不管是哪一個時期，生命宛如四季的更迭，自有它獨特的節奏與韻律，也蘊含著無法言喻的美，待我們細細品味，為自己的人生增添美好的章節。

在這一篇章，我們將會搭乘感知的列車，來一趟生命的巡禮。

準備好了嗎？請深吸一口氣，要出發了喔！

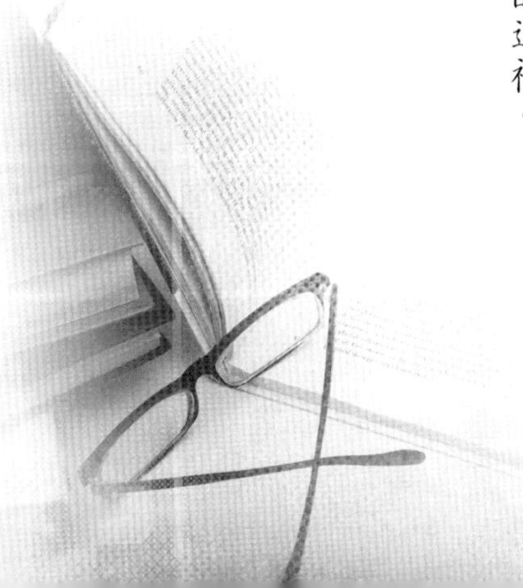

關於護持的聯想

記憶中，被某幅描寫戰爭的攝影作品所震懾，久久不能自己：

影像中的母親失魂落魄地行走於因戰爭而滿目瘡痍的廢墟中，她的臉龐爬滿了驚恐；但是被母親牽著的小孩凝望母親的眼神，卻是平靜且安寧。

我對個體置身於相同場景，卻有截然不同的心理反應印象深刻。無疑地對母親而言，戰爭所帶來的無情破壞已把她帶到地獄邊緣；但就小孩而言，只要母親在身邊，戰爭所帶來的傷害彷彿不存在似的。母親的存在對小孩而言有無窮的魔力，這背後究竟蘊含著什麼意義呢？

導演雷瑟．霍斯楚 (Lasse Hallström) 與精神分析師溫尼考特❶，這兩位都是母性堅強的大男人，尤其在雷瑟．霍斯楚的作品中，往往都會看到流離失所的小孩，如何在護持 (holding) 的環境中療傷止痛且邁向成長。

護持是溫尼考特提出的心理治療概念。就母嬰關係來看，護持意味著母親可以「屏擋無法預期的東西，並且在照料及對一般問題的處理上，積極提供照顧」，同時在必要的時候也可以堅持行為的規範與準則；特別當孩子進入青春期，強烈需要測試這些規範時，她（父母皆然❷）會去維護這些規範，好讓孩子學會自制與融入社會。簡言之，護持就是保護、照顧以及規範，也是《狗臉的歲月》(*My Life as a Dog*) 這部電影的微言大意。

就我來看，《狗臉的歲月》是關於一個小孩英瑪失落了母親的故事；而這強大的失落造成難以承受的痛，一開始是以精神官能症❸顯現出來的——尿床、手抖，無盡的否認與自圓其說，都是為了逃避這種創傷。父親客居他鄉，母親罹患肺癆，使一個家逐漸崩解凋零；我們看到無法護持的環境如何讓一個小孩的心理健康大受威脅，也因此英瑪在成長過程中的正向探索（大量的遊戲與性），都成為母親無法承接的災難。母親內在的憤怒流洩出來攻擊小孩，致使小孩開始退縮，不敢面對生命的成長與改變，難怪電影前半段英瑪總是畏畏縮縮，像一個沒有自尊的小卒。所幸在內心世界快要滅絕的時候，小孩被安排住進鄉下舅舅家，才開始有了一絲轉機。

這種轉機從英瑪初臨小鎮，我們就可以看到護持環境的建立。在用餐時，英瑪因為生疏導致手抖，舅舅體貼地說了個笑話緩解他的焦慮，言語的護持在這裡讓手抖的症狀消解。之後愜意的小鎮生活開展，和善幽默的村民、陽光、運動與大量的遊戲，外在的環境提供一種融合在生活裡頭的護持，讓英瑪逐漸轉變成一個自信活潑的小孩——難怪乎溫尼考特說護持使我們碎裂的自我得以整合，在安全的氛圍下可以勇於探索。

為什麼母親所提供的護持如此重要？那是因為個體可以在裡頭經驗到一種真實、統合、生氣盎然的存在，亦即心理學上的「真我」(true self)。很多個體為了對抗生存的威脅所造成存在的斷裂，會試圖發展出控制情境的「假我」(false self) 來因應；要是假我厚如盔甲，人就很難跟自己內在的真實接觸，不免感覺緊張、空洞，甚至寂寞、死寂❹。片中英瑪便是在充分護持中讓真我得以浮現——這過程雖然艱辛緩慢，卻令人感動無比。我們不僅逐漸看到光燦與自信的英瑪，也看見他細心地為母親挑選生日禮物，甚至堅持不脫下好看的夾克以取悅病重的母親。

不過這時的英瑪還在抗拒母親的死亡，想要與之對抗，只是這種否認與逃避卻被率直的莎嘉挑戰。外表強悍卻心思細膩的莎嘉，不僅看到英瑪內在的力量，送拳擊手套激勵他；另一方面也勇敢表達自己對英瑪的情感。相較於英瑪的猥瑣、無感，像個拒絕長大的小孩，想躲在童年歲月無憂的殼中；莎嘉的磊落大方反而顯現出她的自信、成熟。

莎嘉的男孩形象象徵著英瑪的另一面，也是英瑪尚未浮現的力量與自信；隨著莎嘉的引導與挑戰，英瑪不僅被激勵，也被逼得去面對生命的真實。片中在所有人都不敢告訴他摯愛的小狗已經死掉的消息時，莎嘉卻激動地說：

> 你以為自己是小狗？你根本什麼都不知道，他們不肯告訴你……你的狗死了！你的狗死了！

這時候，英瑪開始喪失了他的純真，準備好去面對必要的失落，還有隨之而來的苦澀成長。

本片的敘事結構，以一連串英瑪在夏屋的獨白所展開。夏屋在這裡，類似於溫尼考特所說的過渡性(transition)空間，也就是一種提供主體面對世事無常的中介空間，讓主體在這裡得以反芻、咀嚼，並且超越苦痛。

想想那個因為傳教就被殺掉的女傳教士……。那個表演摩托車飛躍特技想突破世界記錄的人，他如果只排三十輛車子就沒有事了，偏偏他排了三十一輛，差那麼一點點就飛過去了，但是後輪卻撞倒車子，摔死了……。還有只是穿過運動場，卻意外被標槍射中而死掉的……。

這些獨白無一不指向某種突發的、莫名的悲劇，宛如他所要面對的家庭悲劇。英瑪起先以一種與之毫不相關的解離❺方式來面對創痛，隨著劇情推展，逐漸逼近情緒的核心。我很喜歡導演在英瑪洞悉真相時的安排——慢動作以及消音的畫面讓我們逼近事情的核心。英瑪赤裸裸地經歷了害死媽媽的罪惡感以及被父母遺棄的流離失所；在這裡，英瑪了解到小狗的死、媽媽的死，還有自己不被愛的苦楚。

了解真相雖然痛苦，但卻是復原的第一步，英瑪在足夠的護持中擁有了力量去面對真實，也讓自己有一個機會去統整自我。導演在故事最後的安排為我們預示了這種樂觀的訊息：嚴冬之後冰雪漸融，春天悄然蒞臨，英瑪與莎嘉溫馨地擁抱在一起；在睡夢中，萬人空巷，英瑪以關鍵性的一球贏得了全國足球賽的冠軍……。

❶ 溫尼考特是小兒科醫師與精神分析師，他的專業常要對兒童做診療工作，因此孕育了大量對兒童成長的觀察。他有一句名言：「沒有嬰兒這件事，只有嬰兒與母親。」貼切地說明了他在診療室的觀察：小孩的穩定往往來自母親的溫暖與同在。他的性格與行事作風深具母性，對案主有很大的耐性與溫暖。此外，溫尼考特也像個小孩子般，不會有精神分析師貫有的保守與學究氣質，反倒是熱愛嬉耍遊戲；據他的太太回憶，凡是有他的地方就充滿了笑聲。

❷ 精神分析中所謂的母親，指的是象徵的母親，沒有特定的生理性別，男性與女性皆可。

❸ 精神官能症 (neurosis)，指內心衝突無法解決，而呈現出焦慮、身體不適等心理症狀。

❹ 這種自我的淪喪在片中以被送到外太空無辜無助的小狗西卡的境遇展現。英瑪在幻思中不斷地重複著這段畫面，足見他對小狗命運的認同。溫尼考特在談到兒童早期的危險與困頓，便很能同理與共感。他評論到：那些害怕崩潰的病人並非害怕某個未知的情境，而是害怕回到一種之前的、難以承受的遺棄狀態。同樣的情緒也被導演幽默地運用在英瑪的太空船遊戲中，那機器中途故障卡在半空，卻被貼心地護送回地面。

❺ 解離 (dissociation) 是一種心理防衛機制，通常在遭受到重創時會運作，經由個人意識、認同或行為協調突然暫時性的改變，讓自己得以置身事外，孤絕無感，以避免造成身心傷害或崩潰的嚴重後果。

延伸閱讀

1. 另一篇關於這部電影的文章可參考作者部落格：http://www.wretch.cc/blog/seaseas/7904560。
2. 導演雷瑟・霍斯楚在《狗臉的歲月》大獲成功之後，受雇於好萊塢拍了諸多片子：《戀戀情深》(*What's Eating Gilbert Grape*) 講述替代父職的小孩在家庭的創傷；《濃情巧克力》(*Chocolat*) 把焦點放在弱勢女性的連結與充權 (empowerment)。

電影檔案

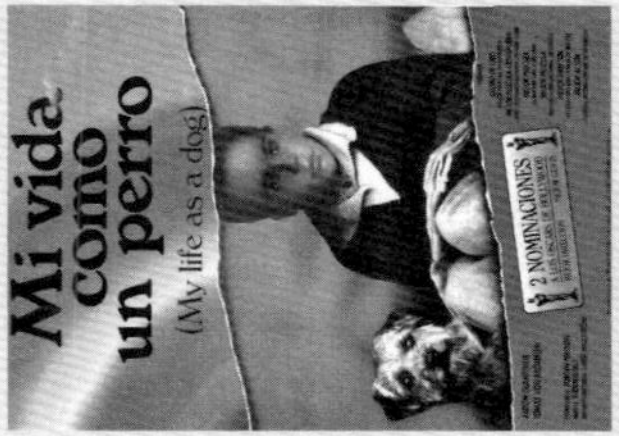

《狗臉的歲月》(*My Life as a Dog*)
導演：雷瑟・霍斯楚 (Lasse Hallström)
年代：1985
片長：101 分鐘

心中小孩要長大

第一次看到小安（化名），還以為他是小學生。小安圓滾的身體、白嫩的皮膚，臉上泛著紅暈，好不可愛，就像是一個「巨型嬰兒」。

其實小安已經十七歲了，因為拒學症前來諮商。這個在母親呵護下任性妄為的孩子，在父親過世後，更是不聽管教；每天足不出戶，情緒喜怒無常，時而摔東西發洩，覺得所有的人都看不起他。

記得有次我跟母親單獨會談，小安在門外不堪稍等，焦慮大到不斷地敲門打斷諮商。母親在面對小安的任性常常無計可施，簡單的管教與規則常被破壞。小安深切地感受母親的喪夫之痛，想要保護母親，然而「保護」母親的方法卻是讓自己「生病」，使他更可以常常留在母親身邊；另一方面也可以滿足自己佔有母親的慾望，而不用去面對外面世界的種種挑戰。

小安的故事總是讓我想起宮崎駿的《神隱少女》，這部電影也有一個活靈活現的「巨嬰」——片中壞女巫湯婆婆的小孩，一副不知天高地厚、全然被寵壞的模樣。電影講的就是一個小孩離開母親保護，開始長大的故事，並在這社會化的歷程中學會做人處事的道理，確立自己的認同。

這個過程當然不容易，特別是要面對這麼多的挑戰，而不容許自己逃避；從藉由社會的力量淬鍊我們、擺脫自我中心的狹隘，也進而參與並立足於人群之中。

切斷臍帶做大人

在這個過程裡，首當其衝要克服的便是與母親分離的失落。反映在電影裡，就是千尋的父母因為貪食而變成豬，使得千尋流落於鬼神的領地，單獨面對生存的挑戰。

這讓我聯想到很多小孩第一天上學，常是焦慮不已，生怕陪同的家長離開。然而這條聯繫親子的臍帶終究要被斬斷，孩子才可以從親子間狹隘的兩人世界，邁向由多人組成的世界，學習社會化。

電影裡邁向社會化的歷程，是從「工作」開始的。佛洛伊德嘗言：

生命中最重要的事情就是愛與工作。工作的價值卻為現代人誤解，不是淪為賺錢工具，就是為了釣名沽譽。

其實，工作有很多層意義，片中的第一層意義就是：「為了要在湯屋存活下來，不要變成豬，因此必須工作。」這是「天下沒有白吃的午餐」的簡單道理，能學會這件事情，就可以破除自我中心的任性，開始意識到別人的存在；不會認為別人滿足自己是理所當然的，很多事情的獲得，都需要有所付出。

片中的鍋爐爺爺就是默默守護著工作的好男人代表，千手觀音般的造型象徵著他對工作的勤勉及能力；千尋經他指點在湯屋找到了第一份工作，並且完成了清洗渾身散發惡臭的河神這個艱鉅的任務。由此千尋為自己掙得了容身之處，也贏得眾人的尊重。猶記得她在吃下魔幻世界的第一口飯糰時，百感交集地哭了出來；眼淚一方面代表著幼小伊甸園的失落，另方面卻也代表靠著自己勞力得來的珍貴事物，如此教人滿足與驕傲。

確立自己的認同

工作的第二層意義是找回真正的自己。片中透過湯婆婆把千尋的名字隱去，讓千尋變成一個沒有名字的奴隸來代表這個挑戰。記得身處同樣境遇的夥伴白龍曾經鄭重地提醒千尋：

千萬不能忘記自己的名字，否則就再也回不去了！

這個「名字一旦被奪走，就再也找不到回家的路」的道理究竟是什麼？我認為名字代表著自己「本來的面目」。進入社會有一個沉重的代價是：「為了存活下來，我們常只想著如何滿足別人的期望，因此形成了厚如盔甲的假我，跟內在那個生機盎然的真我反而失去連結。」內在的真我在片中以「名字」來代表，失去名字就是失去真我。社會上有很多人失去真我而工作著，常常感到茫然與空虛；工作變成是過一天算一天的無聊瑣碎，過著宛如飄萍且被權位擺佈的生活。

片中在湯屋工作的諸多奴隸就是這種典型的代表——沒有人有自己的想法，僅只是聽命行事；不然就是被慾望或恐懼的驅使而工作著。

像是大家極力討好無臉男的劇情就讓人看了不寒而慄——這個家財萬貫的富翁，卻是泯滅人性的妖怪，再多的討好也滿足不了他空洞的心。片中這些沒有想法的奴隸無法看清真相；而千尋就是唯一有所堅持而不討好無臉男的少女，她勇於對無臉男說不，才免於被無臉男吞食的悲劇，這種忠於內在真我的勇氣也才獲得無臉男衷心的信任。

簡單來說，工作就是一個實現真我的歷程，讓人可以立足於社會，且對人群有用。真我的堅持也成為工作倫理當中，忠於自己且承諾別人的核心價值。在現在這個注重品牌的商業社會裡，真我的堅持就是最好的品牌。

宮崎駿在訪談中就表示想藉由這部電影，來比喻飽受泡沫經濟衝擊、已然失去元氣的日本社會。他說：

> 即使像千尋這樣平凡的醜小鴨，只要努力都能脫離難關；我在動畫中強調「工作」的意義，就是鼓勵小朋友只要相信自己，就一定能度過難關。

這個「相信自己」就是相信內在真我、回應其召喚來淬鍊自己的歷程。

找到自己的社群

這部電影還呈現了夥伴協同前進的珍貴價值：如果千尋沒有白龍的協助，就無法獨力完成這段旅程；更不用說千尋還沿途提攜了諸多陷落的飄魂——無臉男、湯婆婆的小孩、爪牙。

特別是千尋以及白龍的彼此指認，在夥伴眼中看到自己所擁有的珍貴價值，宛如鏡子般映照出自身的認同，尤其令人感動。

這些可愛的角色在在讓我想到求學時期那些玩在一塊、互相砥勵的好朋友，以及在現時生活中有著共同理念的專業工作者，讓我無比感謝且珍惜這樣純粹的友誼。

錢婆婆的慈愛與引導對比著湯婆婆的慾望及邪惡，讓我想到好客體與壞客體、光明與黑暗的一體兩面，或者內在父性以及母性的完美協調。

凡此種種，對一個長大中的小孩，都顯得意義重大。

延伸閱讀

本篇文章的主要觀點乃參考榮格學派的治療師山中康裕的著作《哈利波特與神隱少女：進入孩子的內心世界》。作者透過影響深遠的兩部電影，探討從童年期過渡到青少年期的孩子潛意識世界。

電影檔案

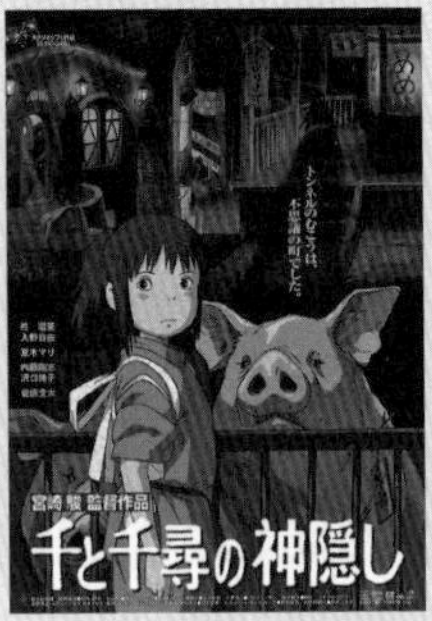

《神隱少女》(*Spirited Away*)
導演：宮崎駿
年代：2001
片長：125 分鐘

在世界的邊緣書寫自己

常聽同僚分享青少年諮商工作，總是得到一致的結論：「一個青少年個案所要耗費的力氣，比之兩個成人個案。」會有這種感想一方面是因為被轉來的青少年通常狀況已經很嚴重；再者最需要改變的是他們的家庭、學校等外在環境，所以要花更多時間與父母、社工、老師溝通。更重要的是，青少年是人類發展的風暴期，自我能力不足，而且愛搞叛逆，所以跟青少年做諮商工作，總是處在像被颱風掃過般的一團混亂。

青少年首先要面對的是荷爾蒙強烈作用下的身體改變，透過這個改變喚醒內在慾望、性別認同，還有自我力量的復甦。此外，因為開始發現過去崇拜倚賴的父母也有不完美的一面，開始與之反抗並爭取獨立，同時轉而跟同儕連結，透過對偶像的模仿與學習，試著尋求接納以及自我的認同。在這個階段的青少年往往需要很多的探索，父母也應該漸漸學習放手，讓孩子可以從錯誤中學習，一步一腳印地建構自己。

就成人的眼光看來，青少年總是顯得突兀，與主流社會格格不入；青少年文化總是站在成人社會的對立面。簡單地說，青少年是成人社會的邊緣人 (outsider)，他們獨立於家庭與成人世界之外，在一團混亂中尋找自我。

邊緣的存在

獲得坎城影展六十週年紀念特別獎的電影《迷幻公園》(*Paranoid Park*)，是葛斯范桑 (Gus Van Sant) 迄今最優秀的作品，也是影史上少有能如此詩意地描寫青少年邊緣狀態的電影。

片中的主角艾力克斯，外界不管發生什麼事（父母離異、波灣戰爭、性初體驗等），彷彿跟自己沒有相干；但這種外表看似漠然的狀態卻對比著內在的混亂與寂寞，要不是細心敏感的大人根本就看不出所以然。

這種青少年與現實世界格格不入的狀態，片中以一座滑板公園來標誌出化外之民的認同國度；這裡龍蛇雜處，卻聚集著許多熱愛滑板的青少年。

杜可風主觀而詩意的鏡頭帶領著我們臣服在少年的腳下，迎風飛翔，引領一分超現實的暈眩。騰空的滑板少年很能表達出化外之民那種漂蕩無垠、渾渾噩噩、生澀苦悶、憂鬱且悸動的紛飛思緒。導演用精準的形式烘托超現實的狀態，讓我們跟著一起離塵出世，不自覺地變成跟艾力克斯一樣的邊緣人。

其實，就心理發展來說，這種讓自己邊緣化的疏離有其不可抹滅的價值。如果沒有拉開與父母一定程度的距離，青少年就失卻一個機會，徹底擺脫對父母的倚賴，覓尋足以在未來建構自己的經驗與養分。

轟炸出荒謬的真相

電影裡的邊緣狀態因為一樁意外殺人事件，才被成人世界注意，老師、警察開始探詢這塊邊緣的領地。被艾力克斯推倒的站務員意外被火車撞成兩半，卻還往前爬向主角；這個爆裂的插曲讓我們顫慄，凸顯了艾力克斯自身存在的突發荒謬。

凶殺案把艾力克斯與這個社會結合在一起，關注的目光靠近了，卻仍然無法貼近他。片中幾場辦案的詢問，外表吊兒郎當的艾力克斯看起來完全符合刻板印象，這種漠然讓我們根本就無從探觸事物真相。事情的真相不是去找出殺人事件的元兇，反倒殺人事件像個手榴彈般往事情的真相轟炸而去。

導演透過卡夫卡式的荒謬場景，轟炸成人世界被禁錮的腦袋，讓我們得以清醒地面對青少年的存在處境，並開始尋找出路。

書寫審視生命

這個轟炸讓艾力克斯有機會去省視自己的生命。他聽從朋友的建議，開始寫下私密的懺情錄，藉著這番自白，才慢慢開啟自己的覺識。導演與攝影師用特殊的敘事觀點，模擬這段書寫的過程，反覆游移、塗塗抹抹，讓我們貼近艾力克斯的真實心境。影評人很精準地描述這種形式上的精神：

這部片充滿大量意圖不明的慢動作和長鏡頭，鏡頭長到艾力克斯在購餐車道排隊聽了幾首歌、買完食物，而什麼事也沒有發生。這樣未發展未交代的片斷充塞在電影各處，非常貼合瑣碎的日常，讓任何逸離常軌的事件虛幻得難以分辨。另外一場警官在學校訊問一群學生的戲，鏡頭跟拍且只有極少剪接，甚至有些畫面根本不知道它對焦在哪裡；這場戲看來是命案追查這條線繼續發展的佐證，後面卻完全沒有被提及，像是一個刻意的反高潮，也像是一個未完成的故事。

——曾芷筠《放映週報》

艾力克斯的自我書寫到影片終了為我們帶來欣喜：開始與家人連結，放棄了俗豔的女朋友、開始與知性的女性友人發展出心有靈犀的感情。就像最後兩人一起騎單車的場景，互相扶持的默契，如此平靜而美好。

青少年哪吒

滑板也讓我想到哪吒的風火輪，那種敢於叛逆，割肉還母、剔骨還父的擔當❶。不過我個人認為這種擔當必須要認同確立之後才會擁有，片中艾力克斯便是因為這樁意外而慢慢地邁向這一個過程。

風火輪也象徵著青少年的自主。我有很多案主夢到自己會開車或者擁有新車，其實都是在訴說自己對自信獨立的渴望；而確立自己的認同、找到自己存在的價值，就是邁向這種階段的必經過程。

❶ 關於哪吒風火輪的主題，在蔡明亮的電影《青少年哪吒》(*Rebels of the Neon God*)也出現過；不過在這裡風火輪置換成飆車的同黨。

延伸閱讀

1. 有關青少年的認同一定要閱讀心理學家艾瑞克森(Erik Erikson)的作品。他曾經研究在青少年期精神崩潰的馬丁路德（見《青年路德》(*Young Man Luther: A Study in Psychoanalysis and History*)），並發展出他的認同理論。電影的艾力克斯便是因為面臨認同困惑，沒有發展出自己的認同，所以會呈現出邊緣人的狀態。可惜目前這位作者在臺灣的書只剩下張老師出版的傳記《艾瑞克森》(*Identity's Architect: A Biography of Erik H. Erikson*)以及《Erikson老年研究報告》(*Vital Involvement in Old Age*)。
2. 關於尋找認同的電影，我另外推薦葛斯范桑的著名賣座大片《心靈捕手》(*Good Will Hunting*)。
3. 關於葛斯范桑的介紹，我推薦聞天祥撰寫的〈葛斯范桑由「小」而「大」〉，網址為：http://blog.yam.com/fa88/article/17265382。

電影檔案

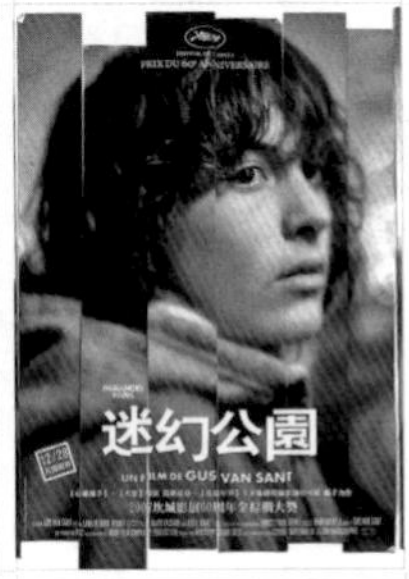

《迷幻公園》(*Paranoid Park*)

導演：葛斯范桑 (Gus Van Sant)

年代：2007

片長：85 分鐘

走出藍色大門

總是迷戀夏天的夜晚。當熱浪消退，夜的薄紗輕輕覆蓋在遠山，街道都安靜下來的時候，心中的某個角落就蠢蠢欲翅，飄揚起來。

此刻心情頗適合流浪，即使是小規模的叛逃都好。白天讓人不耐的城市，也逐漸卸下忙亂與矜持，顯露出慵懶的風情。我大步走到街上，霓虹燈半閉著眼簾，斜睨著眼正對我打招呼；阿貓阿狗也從庭院家屋竄逃出來，加入我的隊伍。我們像是志同道合的夥伴，正從這條自由大道，奔向八荒九垓。

然而無拘無束的心情還是有點憂鬱，一方面是因為這種叛逃只能發生在夜晚，白天的自己仍被囚禁在牢籠裡；另一方面是想到自己為何叛逃？彷彿世界沒有容身之地。也許白天那個沉默聽話的乖小孩，他的叛逆像是硬撐出來、跟自己過意不去似的，某種壯士斷腕的選擇。

外星人小王子

更教人憂鬱的是想到自己以前讀過的《小王子》(*Le Petit Prince*)，那個小小的人兒落難在沙漠，被凝固在時空中永恆孤寂的一點。

心底更深邃的角落是知道自己在等待一個人，一個永遠不會知道我的愛的人，一個可以愛我的人。

又或許，那一個人根本就不曾存在於這世界。

就像是小王子失去了他在小小星球上的玫瑰，所以即使在地球的玫瑰園裡有數以千計的玫瑰，他的心仍是寂寞的。

那種憂鬱至極的寂寞，最後只能以死求得解脫。

看完《藍色大門》，我一直在揣想導演年輕時的心情。

這部電影雖然淡然可愛，瀰漫著青春期特有的酸甜；但是我想我可以懂得執拗古怪的孟克柔，跟我一樣也擁有那種揮之不去的鬱結，那種無人知曉無人可解的硬核。

就像是來自太空的小王子意外墜落地球，是不可能有人可以懂得一個外星人錯置地球的寂寞吧……。

最幸福的小孩

所以當孟克柔與張仕豪交換祕密時，看著陽光底下張仕豪害羞地在地上打滾，說出幾個不痛不癢的「祕密」時，讓人啞然失笑：

1. 其實自己並不喜歡游泳，游泳是一件孤單的事情；但因為想要保送大學，取得別人的認同，所以只好硬著頭皮游下去。
2. 自己還是處男。
3. 小便是分岔的，可能因為尿道口太大的關係。

就像是孟克柔在聽完祕密後對張仕豪所說的：

如果你十七歲，你想的不是能不能上大學、不再是處男、尿尿可以是一直線，那你該是多麼幸福的小孩。

這段告解讓我想到以前自己總是羨慕那些奔馳在球場的陽光男孩，每天無憂無慮，說著白痴的話，彷彿天塌下來也沒關係。

想到自己從社會組轉到自然組，為的就是跟這一群陽光男在一起，雖然數理成績真是慘不忍睹，但置身於他們之中，總會感受到一種令人安心的力量。

這種心情後來轉換成在諮商室中我對他們的陪伴。陽光男孩長大了，同樣也對我傾吐祕密，只不過這下簡單無憂的祕密像熱汽球般膨脹難耐，但我的心情卻未曾稍變。

陪伴他們就是陪伴著我，陪伴自己曾經慘綠的心情。

祕密

因此當孟克柔說出自己身為同志的祕密時，我的心是受到震動的；透過她的嘴巴、她壓抑絕望的眼神，好像看到過去的自己還在那裡。

片中的很多場景都傳達出這種寂寞：孟克柔家那張等待中的椅子（孟

父自小拋妻棄子）；孟克柔戴著面具跟自己喜歡的女生共舞；孟克柔試探地向男生索吻；還有孟克柔在體育館的塗鴉牆上寫著「我是女生，我愛男生」，彷彿祈禱魔法可以改變她的性向。

凡此種種，就像人魚公主無法言說的愛，滿心期待可以變成人類，即使犧牲美麗的聲音也在所不惜……。

我可以了解這種絕望的等待。

當一個導演回到少時的校園，重新記錄自己的成長，那意味著什麼？他跟我一樣投射了自己的憂鬱與寂寞嗎？

就像是為什麼我這麼喜歡夏天的夜晚，就像是為什麼我不遠千里地搬到淡水❶。

因為記憶中的夏天夜晚，還有記憶中的海邊，有著年少的我，還在那裡等待。等待著可以穿越那扇藍色大門，不再憂鬱的另一端。

❶ 我在花蓮海邊長大，所以搬到淡水就是一種重返自己少時的儀式。

電影檔案

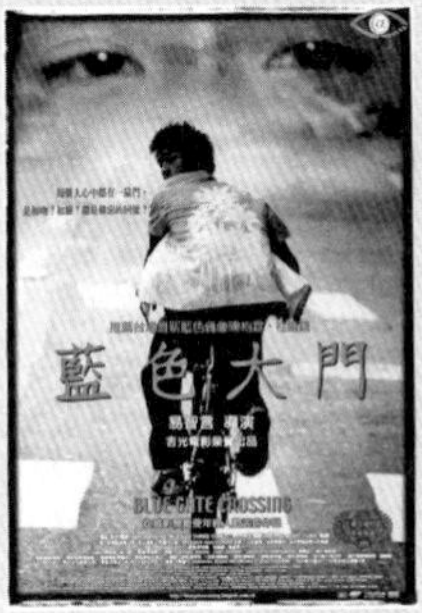

《藍色大門》(*Blue Gate Crossing*)

導演：易智言

年代：2002

片長：85 分鐘

流浪者之歌

她曾說輕易放棄的人，是漫無目的的流浪者。但並非所有的流浪者，皆漫無目地的流浪；尤其是那些挑戰傳統、尋求真理、不受拘束的人。

——貝蒂華倫

我在諮商室中常會遇到正要開啟流浪旅程的人，也許是來自絕望的家庭主婦、或是與母親糾葛不清的年輕人。

他們的衝突與憂鬱，往往是他們自欺欺人的結果。明明已被社會常規囚禁多時，卻渾然不覺，還用舊價值批判自己，逼得自己無路可退。長期累積下來，形成沉重的憂鬱。

有時候，這些流浪者已經開始流浪，過著被世人誤解、放浪形駭的生活。在他們時而混亂、充滿自我懷疑的歷程裡，我從不用道德去度量他們，而是與他們討論旅途上的所見所聞及真實體驗，希望可以從這些體驗中協助他們去釐清自我。

我打從心底讚嘆這個歷程，古代的先聖哲人稱之為「壯遊」，深深知曉這個混沌不清的過程往往是英雄的前傳。

所以當這些流浪者需要激勵的時候，我總會推薦他們去看電影《蒙娜麗莎的微笑》(*Mona Lisa Smile*)，要他們記得投入這個可貴歷程的起始點，讓原初的感動提醒自己勇往直前。

囚禁的意象

「蒙娜麗莎」是達文西 (Leonardo da Vinci) 的知名畫作，凝聚著眾說紛紜的傳說：有人說達文西以柔和的手法，透露蒙娜麗莎懷孕的訊息；有醫生分析蒙娜麗莎其實是個病人；也據說她寧靜的微笑下，其實掩飾著失去孩子的傷痛；甚至說達文西畫的其實是自己。無論如何，這幅畫將女性的美刻劃到極致。

這幅畫帶給我們的衝擊，就像電影《蒙娜麗莎的微笑》裡，高雅慧黠的衛斯禮女大學生給予我們的一樣，在她們相夫教子的人生職志與寧靜外表下，潛藏著紛亂情思，而這一切在作風前衛的華森老師挑戰下無所遁形。她以新穎的角度切入藝術史教學，像一顆危險的炸彈，炸開了學生慣常的教科書學習與僵化的思考，教她們更獨立、更誠實地面對自己，並且拋開上流社會的完美枷鎖，為自己的人生另闢新徑。

本片的歷史背景頗值得玩味：戰後對傳統的失望與懷疑、解放思想與女性主義的興起，還有來自開放西岸的華森老師對保守東岸衛斯禮大學❶的挑戰與改造。影評人把此片奉為女性版的《春風化雨》(*Dead Poets Society*)，標示著前衛與創新的勇氣可貴。然而，就人類的發展歷程來看，此片也點出「流浪者」的原型，與集體潛意識❷啟動心理能量的細膩過程。

流浪的歷程

皮爾森 (Carol S. Pearson) 在《內在英雄》(*The Hero Within*) 一書中這麼地形容流浪者：

不論他的旅程向內或向外，流浪者不向命運低頭。他們將穿戴已久、用來保證安全和取悅他人的社會角色拋掉，試圖去尋找自己，探索自己真正想要的東西。

旅程向外的流浪者也許顯得驚世駭俗，譬如許多人對嬉皮以及女權運動者的觀感；旅程向內的流浪者外表也許平凡無奇，如愛因斯坦（Albert Einstein）或女詩人艾蜜莉・狄更生，私底下卻為著生命及宇宙的深度，進行恢宏地探索。

流浪者往往從「囚禁」的主題出發，片中傳統的性別角色便是這些女性囚禁的主題；並不是說角色不好，而是說當我們太執著於角色的時候，其實我們也失去了一個跟內心真我接觸的機會。如同片中的女性為了追求親密關係而放棄獨立（華森老師例外），結果往往兩者皆失：不管是嫁入豪門的貝蒂、還是遊戲人間的塞吉，她們皆受限於傳統女性的角色而顯得孤單且困惑。

想要長出自己的東西，劃出適當的界線是很重要的歷程。如同劇末被丈夫背叛的貝蒂與情傷的塞吉將前往紐約開展新生活（還有離開愛情與婚約的華森老師前往歐洲），都可以說是疏離於原本囚禁的生活脈絡中，展開自我探尋之旅的前奏。在此，面對孤獨的能力就很可貴，旁人如果讀出流浪者「疏離」的主題，也要小心地給予適當的空間與對待。

甘冒孤獨與失愛的恐懼，仍然無條件選擇自己人格的完整，這是成為英雄的先決條件，最終也才能自主與愛人。劃出人我間差異的適當界線是很重要的一件事情，如此才不必將他人客體化，來了解自己和自己所要的事物。只有到這時，才可能既同理尊重對方，又能理解滿足自己的需要。

簡單來說，我們愈是做自己，愈不會感到孤獨。

此外，流浪者不可規避的就是漫遊，因為體驗人生、從中學習是流浪者不變的定理。漫遊沒有地圖、沒有標準答案，只需開放的心以及純然與內在接觸的平衡。

我們的文化太強調速食的成功，常常抵銷了漫遊的可貴，也失去了從中醞釀深刻人生智慧的機會。漫遊的自由、隨自由而來的無方向感、還有責任的承擔往往會讓我們焦慮，但這種焦慮卻刻劃出存在中很真實的面向，只有健康地承接與面對，才是開創生命新意的轉機。現代社會中強調慾望與逸樂的虛無並不是真正的漫遊，而是一種服膺俗世價值的逃避。

當他們準備好時，流浪者最終會挖掘到自己深刻且獨一無二的寶藏與智慧，也會發現真正接受他們、屬於他們，可以共同為理想奮鬥的社群❸，這是生涯中很完滿而豐美的餽贈。

❶ 此校以培養傑出女性聞名，譬如希拉蕊・柯林頓 (Hilary Clinton) 以及蔣宋美齡，不過這些女人卻有一個更為傑出的老公如柯林頓 (Bill Clinton) 與蔣介石。

❷ 集體潛意識 (collective subconscious)，榮格發現人類的潛意識裡有集體的面向，超越歷史、文化與種族。

❸ 社群，意味著一群志同道合的夥伴，為著共同的目標分享資源，集結前進。譬如：在臺灣政治上的社群指的有國民黨及民進黨，在心理治療上則是各個學派。

延伸閱讀

相關的青少年自我追尋的文章，可參考作者部落格：

〈走出寂靜〉http://www.wretch.cc/blog/seaseas/12600070。

〈十月的天空〉http://www.wretch.cc/blog/seaseas/31059223。

電影檔案

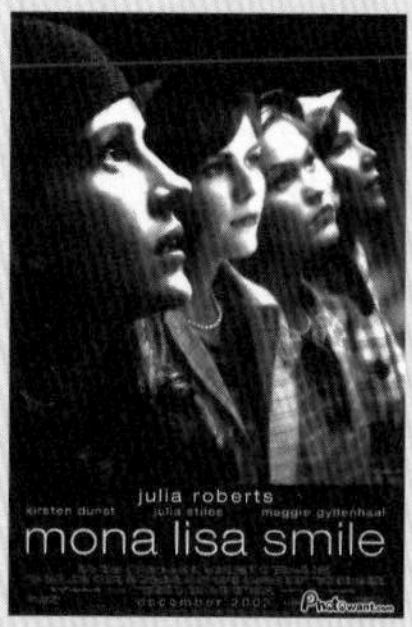

《蒙娜麗莎的微笑》(*Mona Lisa Smile*)

導演：麥可・紐威 (Mike Newell)

年代：2003

片長：117 分鐘

從黎明破曉散步到巴黎日落

這一刻，我們在彼此身旁
坐在屋外，曬滿一身陽光
很快地，我們要向彼此道別
而我的正午，會變成你的黑夜

——席琳〈小華爾滋〉

你有沒有想過，多年後的某一天，會在街頭邂逅舊情人，那個朝思暮想的他。一切顯得過於倉卒，來不及閃避，橫亙在你們之間的剎那，竟是無情的光陰流逝。當初的美麗是否依然存在？還是隨著現實的磨損不復以往？很多細小的事都被放大，一件件拿起來端詳檢視。

這種心情，就像是多年之後重看理察・林雷特(Richard Linklater)的《愛在日落巴黎時》(*Before Sunset*)一樣，因為有著之前《愛在黎明破曉時》

(*Before Sunrise*)[1]蔚成經典的成功，我們也跟著片中主角一起成長（衰老）。

所以當傑西隻身到巴黎宣傳所寫的新書（內容根本就是追憶且哀悼他與席琳在維也納共度的一夜），言不由衷地閃避著讀者犀利的問題時，過去記憶裡的席琳卻真真實實地出現在眼前。

我們看著當初圓潤可愛的男女主角，在飽經九年的風霜之後蒼老消瘦許多，心中尚有不忍；但隨著他們機鋒處處的言談，過去俏皮的男孩女孩終於慢慢活過來，再度回到我們身邊。

很多事情要經過時間的沉澱才會不證自明。當初充滿夢想的男孩女孩，在經過這麼多年之後，不管是身形談吐、生活職業，還是價值感情，均用他們所相信的方式去實現自己的人生。看著他們這麼認真地生活，不禁讓我們對生命興起一種樂觀的態度，這似乎是再完美也不過的結局了。

然而，他們卻沒有我們想像中的快樂。

這一切到底是為什麼？我們如果可以依著自己的自由意志去生活，這豈不是件幸福的事？雖然生活不見得盡如人意，但在我們能力所及的範圍內，還是沒有背離自己，比起世間庸碌的芸芸眾生，實屬難能可貴。

但隨著年紀漸長，年輕時那種開闊的、一切均為可能的希望感，注定逐漸渺茫；我們一方面擁有愈來愈清楚的面貌，另一方面我們的生命也勢必愈走愈狹小。就像席琳所說的：

當你年輕的時候，總會以為未來的人生裡還會遇見許多人，還會找到很多能跟你互相連結的、真正溝通的對方。直到年歲漸長後，你才會明白那僅僅是屈指可數……。

當我們愈來愈有智慧面對生命本身，生命可以提供給我們的選項就愈來愈少。過去那些精彩的人事物、那些豔瀲飛揚的神采，當下沒能好好珍惜的一切，甚或是從來也沒納入生命選項之中的你和我，倏忽即過。曾經對生命敞開大門的我們，怎麼會知悉這一切呢？

就像男主角當年依約前往維也納，卻沒能跟夢中人重逢，從此收拾好浪漫的幻想，決心當個稱職的好先生、好父親；深知心中的某一個角落，那個少年的自己幾乎已經鬱卒地死去。女主角則是剽悍地成為獨立堅強的時代女性，卻在感情路上一路波折，總是遇見不對的人；讓她最後喜愛孤獨甚於兩人世界，對愛情的想像蕩然無存。

面對著生命的限制，不為自己所預期的插曲，我們不禁感嘆憤怒；然而原來受苦的不是我們自己一人，那一個曾經在生命旅途相知相惜的夥伴，也和我們一樣悽愴。

這部電影最精彩的地方就在於這種對生命不完美的嗟嘆，男女主角在時間的壓力下終於收拾起言不及義的客套與試探，掏心掏肺地坦誠自己的憂傷。也就是在那一刻，《愛在黎明破曉時》的純情男女於焉顯現。

當傑西陪伴席琳回到她那波西米亞風格的住處時，時間驟然靜止；他們不再對生命矯飾與掙扎，而是放任自己敞懷在生命之流裡。在那裡只有真心的交流與全心的陪伴，以及對生命全然的信任。

就像是席琳年輕時所說過的：

假使我相信有神，神並不存在於你我身上，而是存在於我們之間，這一方小小空間。假使這世界有任何奇蹟的話，那一定是發生在相互的了解與分享上面。

所以當席琳彈起吉它唱起心愛的歌曲，傑西像個孩子似地笑開懷的時候，此刻雖然黃昏已盡，但是彼此仍可以互取溫暖，對認真活過的生命舉杯慶祝。

❶《愛在黎明破曉時》是《愛在日落巴黎時》的前篇，兩部電影時隔九年。

電影檔案

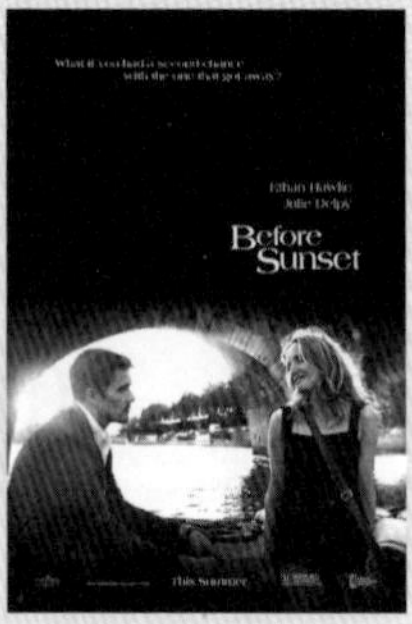

《愛在日落巴黎時》(*Before Sunset*)
導演：理察・林雷特 (Richard Linklater)
年代：2004
片長：80 分鐘

在心靈的花園與女神相遇

保羅（化名）憂鬱的眼眸總在我腦海揮之不去，雖然諮商這幾年他勇於結束痛苦的婚姻，但是他跟女人的關係（不管是母親還是兩任妻子）總是糾結難解。

隨著新婚兒女相繼出生，保羅更憂鬱了。他夢到女兒拿著機關槍掃射全家，場景血腥，懾人心魄。原來憂鬱後面有著強烈的恐懼——對女性的恐懼。這種情結常常會影響到他跟女性的關係：一方面渴望女性無私的了解與包容，另一方面又對女性極為不信任，一點小小差池，就會令他憤怒難當。

諮商幫助保羅去理解這些憤怒，當憤怒慢慢削減，取而代之的是深深的悲傷。保羅回憶起小時候不被母親所愛的痛苦，慟哭失聲；而女兒出生所增加的經濟重擔，在在威脅到保羅的存在感，心中女性的負面能量幾乎要把他給吞噬。

這幾年諮商室中男性案主遞增，在協助他們的過程中，發現跟女性的關係是不可忽視的議題，其中的源頭往往來自跟母親的關係──這個在他們生命中第一個愛上的女人。其關係也成為往後跟其他女性關係的原型。除此之外，男性跟自己內在女性的關係，也非常重要。

在男性解放運動裡，靈性的觀點認為男人唯有從心靈解放，才有可能造成全面且深刻的社會改變，因此許多男人投入說故事、成長團體，以及神話的重新詮釋裡。觀點也認為現有的父權體制所發展的男子氣概，是幼稚且狹隘的。誠如我在諮商室中觀察到，很多大男人的內心其實是一個小男孩，特別跟母親有糾結不清的感情，保羅的例子只是冰山一角。

一個男人要經歷完整的自我，必須要接觸內在的兩個重要原型：阿尼瑪❶以及陰影❷。阿尼瑪意指男性內在陰性的部分，這是很多女性主義熱衷追求的氣質，在女權當道的今天幾乎成為某種政治正確；但這還不夠，男人還必須跟自己內在的陰影相遇。經過這兩個階段，男人才可以成為一個完整的人，而這種完整性所孕育出來的文化，也才有可能促成真正的性別平權。

淺談阿尼瑪

阿尼瑪主要是榮格提出的概念，意指男性內在的女性靈魂，這個概念曾經因其本質論❸的傾向而備受批評。相對於女性身上的男性靈魂——阿尼瑪斯(animus)，兩者某種程度都強化了男女有別的先天差異。

弔詭的是，阿尼瑪與阿尼瑪斯某種程度也都預設了人類的內在深處都是兩性化的。在個體化(individuation)的歷程中，每一個男性除了發展自己的男性面向之外，也要接觸自己的女性面向，並將它整合到意識裡。榮格自己就曾經歷這個過程，除了把自己的阿尼瑪投射到情人身上之外，後來也認真地反躬自省，試著把這個原型作為轉化自己心靈的力量。當時榮格所依循的方法便是棄絕理性的分析，轉而以冥想這股力量，讓它以具體的形象出現在意識中，甚至還親手實作把這些意象雕刻出來。於是阿尼瑪的力量從投射外散進而回收內斂，也使得榮格的生命更上層樓。

描寫阿尼瑪的電影首推日本鬼才導演周防正行的《我們來跳舞》，這部電影曾受到美國靈性大師肯恩・威爾伯(Ken Wilber)的讚賞。後來還被好萊塢翻拍成同名電影。

阿尼瑪的投射

《我們來跳舞》中的主角，杉山正平是我們經常看到的中年男人典型：忠厚老實、事業有成，家庭美滿。在溫和有禮的外表下多半沉默著，讓人總是猜不透他心裡在想些什麼。此外，身上特有的一種說不出來的疲倦感，像是背負了許多責任的男人臉部慣有的表情，歷經滄桑般，讓女人不自覺激起母性的本能想保護他，多多少少增加了他的魅力。大家好奇的是，像他這樣的男人，內心世界的真實到底是什麼？

片中透過杉山正平通勤電車的窗戶，讓我們瞥見中年男人在呆板無趣生活之外的血色與慾望——一位美麗卻憂鬱的舞蹈老師——岸川舞。故事說到這裡，似乎是另一個版本的《失樂園》❹。但聰明的導演並沒有落入外遇題材的窠臼中，反而別出心裁地將外遇事件置換成國際標準舞。

在傳統男性生命史的發展中，中年是一個很重要的時期。在這個年齡，因應社會期望的階段性任務大抵完成（如婚姻、家庭、事業等），長久以來背負著沉重責任的角色也讓他疲憊不堪。於是中年男人不甘心一再地裝強扮酷，終究導致與自己內心的溫柔疏離；只是在現實生存的擠壓下，卻又無奈地找不到空間去處理這一種疏離。

好不容易有能力創造這一種空間的男人，又不見得有智慧去對待自己的溫柔（內在阿尼瑪的顯現），反而把這一種溫柔投射到外在的客體中，而最典型的情況就是外遇。男人為什麼要外遇呢？是為了完成自己的性別生命史的發展，讓自己能脫下社會性的面具，轉而去面對自己深沉的內在。而中年男人在外遇中彷彿有特權再年輕一次（變成男孩），開始不用負那麼多責任，只是單純自在地嬉遊玩樂，重新學習做一個完整的人。可是外遇所衍生的諸多問題，對外的投射如果沒有返回自身，恐怕中年男人只能在無意識的力量中自我毀滅了。

與心中的女神相遇

在電影裡，杉山正平從誤打誤撞尷尬地學習國際標準舞開始，真誠地面對男歡女愛的種種不堪（跟舞蹈老師表白被拒），進而去包容情慾的真實，並從舞蹈的形式技藝中，提煉情慾轉化成感性的溫柔。

電影透過舞蹈老師的啟蒙，給杉山正平一個機會，與心中的女神相遇。在男性主導的文化中，總是被要求要主動進取，向外在世界爭取成就。而女神的教誨則是引領男性探觸內在的領域（包含了肉體、情感，以及存在的本質），男性至此才可以與自己的靈魂相遇。

這種溫柔的力量讓杉山正平可以與粗鄙的女菜販搭擋比賽，進而體會其對亡夫的懷念。令人感動的是，他還把這種溫柔帶回家解救疏離的婚姻，引領妻子重新跳起修復關係的雙人舞。

在電影最後一場告別舞會中，舞場一片黑暗，此時聚光燈凝照著舞蹈老師，尋尋覓覓的結果，那人卻在燈火闌珊處。杉山正平走向舞蹈老師，所有的辛苦終於有了代價，得與伊人共舞。這個鏡頭感動我們的並不是浪漫的愛情，而是在象徵的層次上，認真的男性終於與自己的阿尼瑪完美結合，生命追求的辛苦與圓滿，不禁令人潸然淚下。

❶ 阿尼瑪 (anima) 指的是男性內在的陰性（女性）面向，以基因的方式存在男性身上。簡單來說：也就是存在於男性生命中的他者，我個人認為「失去的另一半」的傳說講的就是這種尋回他者的神話。

❷ 關於陰影 (shadow) 的探討，可見本書另一章〈化陰影為良藥——《鬥陣俱樂部》〉。

❸ 本質論，這是源自啟蒙科學的一種宇宙觀，認為世界上有先於存在的真理，是獨立於人的體驗之外，放諸四海而皆準。在性別上最根本的本質論就是指男女天生有別。

❹ 《失樂園》，渡邊淳一膾炙人口的情慾小說，講述中年男女的外遇，故事瀰漫著一股淪落人相濡以沫的逃避與同情。

延伸閱讀

有關榮格理論的詳細介紹，請參考作者部落格：http://www.wretch.cc/blog/seaseas/9958319。

電影檔案

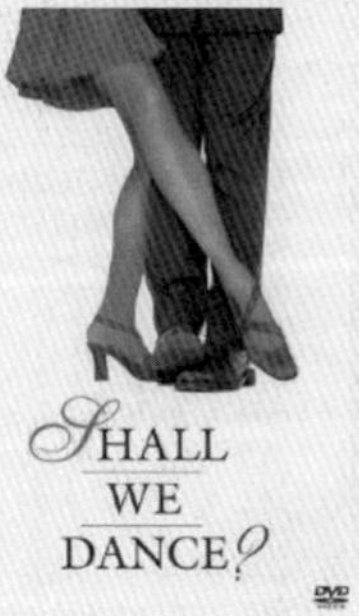

《我們來跳舞》(*Shall We Dance*)

導演：周防正行

年代：1996

片長：118 分鐘

四十不惑

自從步入中年，身心大不如前，過往看似無窮精力，現在蕩然無存，也才知道生命的有限。因為對有限的理解，才開始懂得取捨，學習把生活的籬笆圍起來好種花，期待在紀律的維護下可以讓生命的花朵欣欣向榮。另一方面也深切地知道，每個選擇後面其實都意味著對其他可能說「不」。

慢慢的，我學著不再對自己不曾擁有的東西長吁短嘆，取而代之的是對自己能夠擁有的東西滿心珍惜；不去羨慕別人的意氣風發，反而可以欣賞自己的平凡與堅持。

除了更加珍惜自己原有的認同之外，人到中年，生命行至轉彎處，尋找另一種風景也是常常出現的主題。

就像在我夢中出現的房子，形形色色，有時候是現在居住的房子；有時候是小時候住過的。教我驚奇的總是可以在這些熟悉的房子中發現額外的房間；在屋子不起眼的角落，轉個彎，就會發現另一扇門，通往另一個天地。

房子是自我的象徵❶，所以房間往往代表某一個面向的自我；發現新的房間當然代表自我的更新，抑或人格中新的面向誕生。人到中年，自我往往發展到一定程度，其中絕大部分是為了適應社會生活而完成的，為了心靈的完整❷，自我當然需要更新。以房子為例，意味著需要整修，保留美好的部分，揚棄不合時宜的部分，重新裝潢改造，賦予新的面貌。

中年的困惑

許鞍華的《男人四十》講述一個耿直、保守的國文老師林耀國的故事。這男人當年為了所愛的女人，在她被始亂終棄之後娶她，一起撫養非自己親生的兒子長大。沒想到多年之後，妻子竟然希望男人可以答應她去照料落魄的舊情人，渡過生命最後一程；男人雖然有怨，但也隱忍沉默，維持著知書達禮的文人風範。

另一方面，爽朗的女學生大膽追求他，兩人的互動維持著微妙張力；女學生不僅挑戰男人矯揉做作的道德原則，也在男人情感脆弱的時候撥動他內心那根弦。徬徨在生命的十字路口，過去所信仰的一切均被自己質疑，懷著失落與憤怒，不知何去何從。

精彩的劇本把所謂的中年危機妥貼地表達出來，劇中反覆出現蘇軾優美典雅的〈前赤壁賦〉，不僅男人覆頌不已，妻子以及非親生的兒子也熟稔在心。那場三人圍繞在舊情人病榻前背誦這首詞的戲，頗有一脈相傳的動人意味（舊情人當年是男人及妻子的國文老師，對男人提攜有加；舊情人的兒子，雖非男人所親生，卻溫文儒雅盡得男人真傳）。而蘇軾藉由〈前赤壁賦〉以變中不變的道理來開解友人，化逆境為順境，轉悲抑為喜樂。這種心境轉折，其實也是中年危機最好的寫照。

重新定位自己

人到中年何以不惑？過去的相信與堅持，真能成為人生下半場的方針？還是深覺孤獨落寞、時不我予？林耀國從小到大都是循規蹈矩的好學生，長大之後也是認真教學的好老師、戀家顧家的好父親。但是昔日同學功成名就對比出他清高的難堪；與妻子相敬如賓的感情，因為她忘不了舊情人而不堪一擊；堅持感情忠貞不二的他更因為女學生的誘惑而心旌旗動。他似乎可以從青春正好的女學生身上，看到昔日妻子的影子，像是補償自己年輕時不為妻子所愛的悲切，也像是要向妻子報復而出軌，或者說是要貼近妻子少時師生戀的心境般，林耀國彆彆扭扭地談了一場沒有開始也沒有結束的戀愛。

今昔對照，女學生卻像是他生命的老師一般，告訴他自己的可貴，也批評他空懷著理想卻不真實一致的虛偽。也因此，男人慢慢習得對自己、對人性的寬容，進而修復自己與妻子岌岌可危的關係。人到中年重新面對自己對生命的疑惑，看山不是山，然後再找到一個新的位置重新出發。就像林耀國最後寫給兒子的〈我的第一次〉這篇感人的文章，描述了自己對非親生兒子真摯的愛，重新開啟了自己生命的源頭活水以及最初的感動，也得以告別傷懷的過往而獲得新生。

赤子之心

除了男人的中年危機，《托斯卡尼豔陽下》(*Under the Tuscan Sun*) 則是一部描寫女性中年危機的電影。本片改編自作家梅耶思 (Frances Mayes) 優美的散文，遠在它還沒拍成電影前便是我心中的經典。梅耶思對生活平凡小事的體察關切，不僅深諳人們內心的情感，也能將作品提升到哲思的層次。《托斯卡尼豔陽下》的改編更將她為文的優點，自然地融入到中年婦女失婚的生命故事裡。

失婚對於大多數人來說簡直是場噩夢，不僅要面對來自旁人的眼光、被冠以情感失敗者的標籤，還要面對來自親愛伴侶的背叛與生命共同體的斬斷。片中女主角法蘭絲一開頭便頓失所依，因著一場離婚官司，得搬出自己的房子，暫住在陰暗狹小的單身公寓中。在朋友的慫恿下，她決定到義大利旅行，無意間戀上一棟鄉間古別墅❸，開始異國的嶄新生活。

電影最精彩的不是女主角又再次尋覓到另一段真愛（雖然法蘭絲曾經

如此盼望），而是來自於法蘭絲從風雨飄搖的悲愴中逐漸睜開心眼，融入托斯卡尼當地的生活與交遊裡。法蘭絲藉由建立家園，以及不間斷的冒險與嘗試，帶來生活的豐富以及視野的超越，也因此從生命的體驗中得到了更大的餽贈。

她拋卻小愛，真心真意地與當地許多有趣的人交往：不管是來自波蘭的落魄工人、年輕衝動的小情侶、費里尼電影裡的遲暮美人，還是那個默默守候的房屋仲介。法蘭絲從這些悠遊在生命之流的人們身上習得許多生命智慧，保存了可貴的赤子之心。最後，最重要的是她讓自己因為不斷成長而顯得豐饒，進而可以滋養別人，讓自己也變成一顆足以照耀的太陽，提供源源不絕的熱力給予周遭的人。

法蘭絲的歷程讓我們看到即使人到中年，仍有無限可能。生命的能量並不會因此枯竭，生命的格局也不必被侷限，所有選擇只存乎一心。這部向陽的電影也為生命提供更大的架構，不再拘泥於小情小愛、斤斤計較利益得失，而是可以讓自己專注於當下的每一個片刻，用心地與每一個人事物交會，像是再度回到小時候的天真一般，少了痴愚，卻多了灑脫。

這種返璞歸真後的澄澈心境，也許就是所謂的四十不惑吧！

❶ 榮格曾經夢到過一棟房子：一樓是當代的裝潢；地下一樓是中古世紀的建築；更往下一層，則可看到史前時代的遺跡。他用此來說明心靈結構，以及集體潛意識的存在。我自己在釋夢中也發現，房子內的房間往往代表人格的某些面向。

❷ 心靈完整的概念主要出現在榮格的分析心理學 (analytical psychology) 中。他認為心理能量存在著許多對立，人格成長的主要任務就是充分發展這對立的兩端，並把它們整合為一。譬如：很多男性年輕的時候被鼓勵去發展陽剛面，但是中年以後則會逐漸地轉向陰柔面的發展，最後達到完整和諧的境界，可以勇敢也可以溫柔。

❸ 這棟別墅的別名為「思慕太陽」(Bramasole)，對比著女主角晦暗的人生，頗有激勵人心的正面意味。

延伸閱讀

《家屋，自我的一面鏡子》(*House as a Mirror of Self*)，張老師出版。

本書由加州柏克萊大學建築系教授克蕾兒・馬可斯 (Clare C. Marcus) 著作，藉由一則則與家屋盤根錯節的故事，讓我們看到家屋有如一面鏡子，反映出屋內人的自我、社會形象、與原生家庭的關係、親密關係間的權力爭鬥，以及人生歷程變貌等的縮影。在閱讀的過程中，下意識地會在腦中反覆審視自己家屋的樣貌，並試圖從中尋思觀照自己的生命歷程。

電影檔案

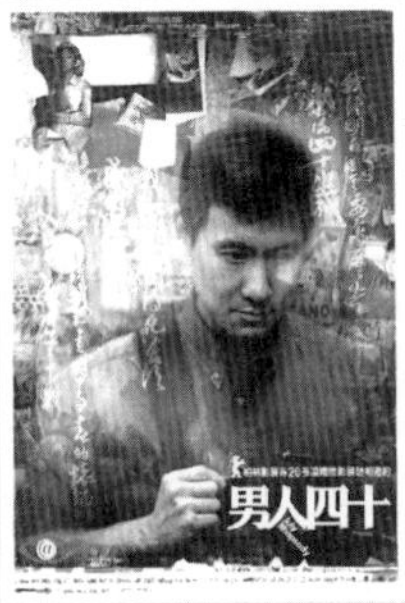

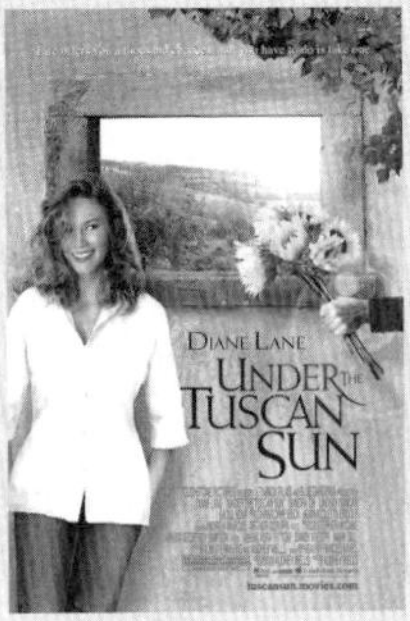

《男人四十》(*July Rhapsody*)
導演：許鞍華
年代：2002
片長：103 分鐘

《托斯卡尼豔陽下》(*Under the Tuscan Sun*)
導演：奧黛莉・威爾斯 (Audrey Wells)
年代：2003
片長：113 分鐘

如何為生命劃下完美句點

由於人類對死亡的恐懼與逃避，對於與死亡為鄰的老年生活，總是認知有限。媒體僅僅呈現青春的事物，面對衰老、失能，往往刻意地轉頭忽略。除非是像我這樣的中年人，目睹父母一天天變老，尤其看到他們退休後所面臨的諸多議題，更是感慨萬千。

這些日常生活的體會，如當頭棒喝，讓我想到自己也該提早規劃老年生活了。時時惕厲自己，如果現在就耗盡身心資本，到老年一定是苟延殘喘，很難有好的生活品質。

按艾瑞克森的理論，老年最重要的課題是統整與絕望❶。也就是要整合自己的生命經驗，肯定此生的價值，才不會在生理衰退以及社會關係改變的衝擊下，感到失落與憂鬱。

我在一些老年電影中也發現，主角一開始幾乎都是沮喪而絕望：不管是年老失智的諾曼教授《金池塘》(*On Golden Pond*)❷）、遭逢喪夫之痛的瑪莎（《內衣小舖》(*Late Bloomers*) ❸），即使功成名就如柏格醫師（《野草莓》(*Wild Strawberries*) ❹），也要面對自己殘破不堪的過去。

死之將至

會造成這種絕望，生理的衰退是一個很大的主因。

在《金池塘》裡的諾曼教授，這個以終身教授職退休的驕傲男人，不僅身體衰退，更要面對失智症的侵襲；生理的退化對照著過去學術的光環，相形之下形成很大的諷刺。於是諾曼顯得憤世嫉俗，處處挖苦別人，這也造成了他人際關係中的孤立。誠如妻子艾瑟兒所言：

> 他只是一頭憤怒的老獅子，正在對自己的衰老做出掙扎。

片中有一場戲拍得驚心動魄：因為拗不過妻子的慫恿而出門採草莓，諾曼才剛踏出別墅沒多久，就在森林裡迷路。陌生的林木在過度驚嚇的老人眼底顯露出猙獰的面貌，此刻我們才跟他一同陷入死亡的陰影……。

同樣的死亡場景在《野草莓》中拍得更為駭人。在柏格醫師的夢境裡，夢中的他迷失在街道，停止的手錶、失去指針的街鐘、沒有臉孔的路人；一輛疾駛的馬車撞翻在街燈前，滑出一具棺木，他趨前探看，卻驚訝地發現棺木中的死屍竟是他自己。夢境的語言比現實還要真實，這場夢也點出柏格醫師旅程的開端——死之將至，人要如何面對？

老年人在面對衰老及死亡的過程教人不忍；當身體機能壞到一個程度，生活的品質大受影響，還會造成摯愛親人的負擔，這樣的生命是否還有延續的必要？

我看過一些富有創意面對衰老的先例。美國桂冠詩人惠特曼（Walt Whitman），年老時幾近四肢全廢，樂觀的他卻慶幸自己有眼可看、有手可寫；佛洛伊德在癌症折磨他近十三年後，為了生命的尊嚴放棄以嗎啡麻醉自己，死前幾天還孜孜不懈地在準備演講稿。這些例子讓我們深受感動，驚嘆於心靈的自由在面對衰老時，仍可如此富於力量。

未完成事件

由於時間所剩無幾，如果不希望在生命結束前徒留遺憾，年輕時的夢想，倒是可以趁著老來無事時圓夢。

就像《內衣小舖》的瑪莎，年輕時醉心於裁縫藝術，結婚後放棄夢想；直到老公死去頓失所依，只能憂鬱度日。偶然一次到布料店購物，眼中所見、手中撫觸，盡是過往珍愛的蕾絲，喚起了年輕時的熱情。因此她不管牧師兒子以及保守政客的反對，在三位姐妹淘的支持下，突破重重困難開始尋夢之旅。

片中除了有讓人血脈僨張的女性主義趣味之外，每個老婆婆因為這場圓夢之旅的啟迪，後來也都開始為自己不甚圓滿的人生放手一搏。看著片中的老婆婆們一個個修成正果時，最支持瑪莎的莉西卻教人惋惜。外表光鮮亮麗、作風美式的她，口口聲聲總是過往在美國的美好歲月，未料自己卻是那個未嘗圓夢的人；年輕時移民美國，只是為了保護遺腹子的美麗謊言。原來她對瑪莎熱情支持的動力，源自於她對自己未完成夢想的投射；在這裡我們可以體會到莉西內心深處的遺憾與傷痛，也難怪謊言一經牧師戳破後，莉西便陷入崩潰與憂鬱。這猛然一擊無非是要她看清楚自己——未完成的事件要是不趁早完成，面對死之將至，就是莫大的遺憾了。

未完成的事件不單指夢想，還包括很多過去想說卻沒說出口的話、想做卻沒做的事：也許是冷落了所愛的人需要補償，或者對某人心懷歉疚卻沒有表達。面對死之將至，不用再猶豫，把心願化為行動，現在就做！

在關係中和解

很多未完成的事件在於關係。《金池塘》的諾曼有一個不回家的女兒雀兒喜，小時候常被父親嘲諷肥胖，自尊萎小低下。她對父親心懷恨意，離家遙遠也是為了躲避這位咄咄逼人的嚴父。多年之後的重逢諾曼還是不改本色，冷嘲熱諷玩弄別人於股掌，雀兒喜終於忍受不住對諾曼大發雷霆：「我不懂為何你終其一生都愛玩這種打敗別人的無聊遊戲，且樂此不疲？」

後來雀兒喜卸下心防與諾曼真誠交會，告訴冷酷疏離的父親，自己希望成為他的朋友——看著銀幕上雀兒喜心碎的淚珠，令人心中百般不忍。

相形之下《野草莓》的柏格醫師在夢境的衝擊以及深切地自省後，比較有能量和解。更可貴的是他願意放下自己的防衛，用柔軟的心來幫忙兒子挽救破滅的婚姻，後來也放低身段向相處數十年的女管家求和。電影結束時柏格又回返童年，在初戀情人的引領下來到湖邊尋找父母；在悠揚的豎琴聲中，柏格醫師昔日頑固僵化的臉龐漸次融化，我們好像看到一張小孩子的臉，終於跟自己的父母和解。

回顧一生找出意義

回憶對老年人來說是重要的過程。按艾瑞克森的理論：

老年人如果不能統整過往一生，修補創傷的部分，肯定自我的價值，很可能會變得憂鬱甚或自殺。

回憶對老年人發展終極認同很重要——理解自己生而在世是個什麼樣的人？存在富於什麼意義？單單這個過程都可以讓腦部釋放腦啡，有助於穩定情緒。現今還有所謂的懷舊治療，讓老年人可以在支持的氣氛下，有系統地回顧自己的過去。

《野草莓》便是透過柏格醫師在夢境與現實、過去與現在之間往返的敘事手法來回顧生命，使我們對其生命歷程有完整的省思。

老當益壯的柏格醫師，過著高雅且富於紀律的生活，老管家艾格達也把他照顧得很好。但他卻如此自述：「我對人生唯一的要求就是——讓我一個人過吧！」柏格對關係的疏離似乎也遺傳到兒子身上。在媳婦瑪莉安眼中，丈夫對生命極為憂鬱，在她懷有小孩時，甚至說出：「我需要的就是死，不想有小孩。」這種令人沮喪的話。所以當柏格醫師因為兒子與自己相像而沾沾自喜時，瑪莉安還點醒他：「可是你的兒子恨你。」

柏格醫師回應給兒子的愛是冷漠的，使得兒子在成長過程中挫折連連，這也導致他不知道如何與人建立相互扶持的溫暖關係。

回到柏格醫師的少年時期，看到他的疏離也導致初戀的失落，未婚妻莎拉在與柏格醫師的親兄弟偷情時的自我剖白，讓我們聽到她對柏格醫師的矛盾，也暗示著她認為兩人不適合彼此：

> 他實在是個太嚴謹的人。……有時我覺得自己比他年長很多，你懂我的意思嗎？我會認為他根本還是個孩子，雖然我們同年紀。

這段回憶後來以柏格陷身於莎拉失身的草莓叢中終結，年老的柏格醫師感覺到無窮的悲傷；這悲傷其實是看到自己無能親近別人，只能用高尚的外表虛飾。

一幕幕生命場景，透過柏格醫師有脈絡地回憶而重組意義。這些省思讓他願意敞開心胸接納別人，不僅在前往德隆的旅途中幫助了三個搭便車的年輕人、協助兒子與媳婦復合，最後還跟女管家認錯。

在受獎完的那個夜晚，三位年輕人在窗臺下歌唱致意，他對人疏離的遺憾似乎在這一刻化解了，我們看到柏格醫師睡前的臉龐是安詳柔和的，像個孩子一般。果然在那晚的夢中，莎拉重回他的身邊，同時也依循著指示，找到自己在湖邊垂釣的父母。此時豎琴聲響起，似乎暗示著兒時對父母親密的渴望得以實現，柏格醫師重新經歷了對生命的信任，也才可以親近與滋養別人。

回顧一生找出意義並不是一件容易的事情，找出自己正面的認同與價值固然值得欣喜，但是更多的是生命中的創傷與遺憾，要如何面對？可以修正的即時修正，無法修正的學習去接納，這才是老年生命的重大課題。

生機盎然地投入生命

艾瑞克森提到老年人應當生機盎然地投入生命，依我看來就是保有赤子之心，不要因為歷盡滄桑就把內心塵封，也不要因為年老就讓個性變得食古不化，應時時保持身心鮮度；雖然過著平凡的生活，仍可以從中體會出無比樂趣。艾瑞克森還認為我們是息息相關的生命共同體，因此不能獨善其身；不僅要學習對別人深具同理心，也要融入社會找到認同，並且貢獻自己，回饋社會。

《金池塘》的艾瑟兒一出場便讓我印象深刻，六十多歲的她說自己尚在中年，初抵渡假小屋便興奮地嚷嚷自己聽到潛鳥打招呼的聲音。看她親切地對每一個湖邊居民噓寒問暖，對人對物充滿了無盡的興趣，讓人不覺莞爾。《內衣小舖》的瑪莎也一樣，不僅沒有放棄自己的興趣，更把它發揚光大，締造嶄新事業；更重要的是，瑪莎還將這股熱情傳遞給生命陷入困境的姐妹們，幫助她們創造第二春。

引導與教育

我們常說老人家含飴弄孫是幸福的，在生命的燭火即將燃盡之際，看著另一撮火苗緩緩升起，必會感到無限寬慰。生命的新鮮浸染著腐朽的肉身，多少也能讓老年人感染青春的氣息，頹圮的生命也隨之復甦。

《金池塘》與《野草莓》裡的兩個老人家都是這樣找回春天的：諾曼因為幫忙女兒託管男友的小孩而擁有一個溫馨活潑的假期；柏格醫師則因為遇到跟自己初戀情人神似的同名女孩，而變得正向而柔軟。就連女孩猶豫在兩個追求者之間的難題，也跟柏格醫師早年跟弟弟西夫里競爭莎拉的情節類似。

今昔交替，不僅是對照，也可以互相對話。導演讓主角在現在與過去、夢境與現實中來回穿梭，仿若一場心靈之旅。

很高興可以看到這兩位老人家對下一代負起引導與教育的責任，不管是諾曼對比利的湖邊垂釣訓練，或者是柏格醫師在旅程中對莎拉不時發出的幽默與智慧。現代社會因為崇拜青春而將老人弱智化，驅趕到社會邊緣暗不見天日，卻忘了遠古以來老人的豐富經驗與人生智慧，是年輕一輩不可或缺的寶藏。如何善用這項資源也是一個值得我們深思的課題。

❶ 艾瑞克森認為：自我的發展是持續一生的過程，包含了生命的八個階段。每個階段皆蘊含了某種「危機」，能否通過此一危機，便成為該階段的重要議題。這些隨著成熟時間表而浮現的危機，必須有令人滿意的解決，才能夠獲得健康的自我發展。

❷ 總是喜歡挖苦別人的退休教授諾曼，年老失智，還好有艾瑟兒這個小他十歲的嬌妻為伴。離家多年的女兒雀兒喜偕同牙醫男友及其幼子比利返鄉探望兩老。夏天過去了，諾曼心臟病發，兩老面臨死亡威脅，攜手扶持。雖然時間所剩不多，但年老的生命卻如美麗的湖畔染滿了落日餘暉，光燦動人。

❸ 八十歲的瑪莎在先生辭世後，守著乏人問津的老店面，對生命再無期待。作風大膽的姐妹淘莉西發現瑪莎的裁縫天份，因此發想將店面改為純手工製的內衣小舖。在保守的村民抵制下，小舖雖然幾經風雨，但最後仍成功變身為網路上人氣最高的賣家，瑪莎也成為最年長也最夯的內衣設計師。

❹ 七十八歲的柏格醫師獲頒榮譽博士學位，開車前往多倫多受獎。途中，柏格從隨行媳婦口中得知兒子懷恨自己的時候，內心深受撼動。他回顧自己一生，感悟過去為了學問，青春與愛情一去不復返。童年的野草莓揉合了柏格醫師過往的甜美與辛酸。

延伸閱讀

《Erikson 老年研究報告》(*Vital Involvement in Old Age*)，研究老年的經典之作。艾瑞克森認為老年期所要面臨最大的挑戰，是如何持續活躍地投入生活，同時又能統整過去的生命歷史。為了判別現代老年人如何面對這個挑戰，艾瑞克森花費數年時間，與一大群老人進行訪談，而這些老人過去的生命歷史已被記錄了長達半個世紀之久。這本書佐以豐富的案例，讓艾氏的理論更觸動人心。

電影檔案

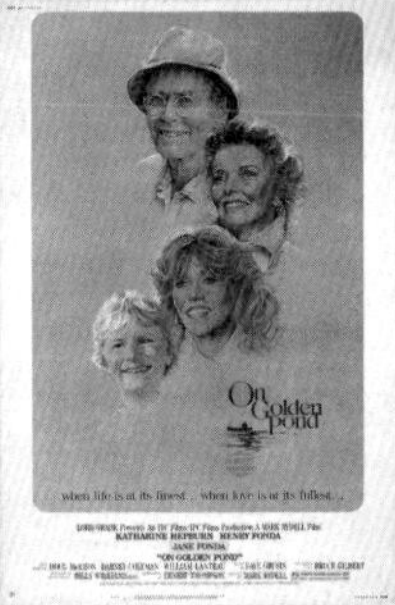

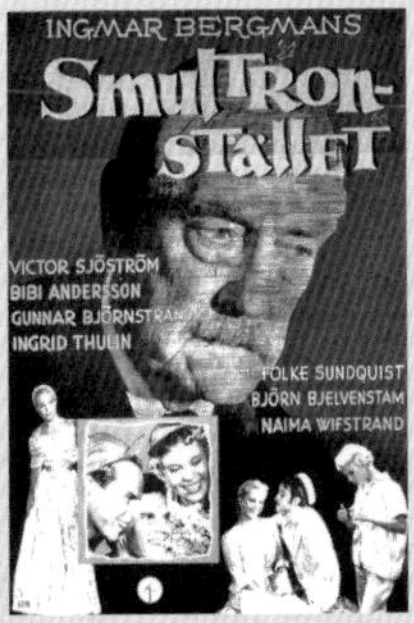

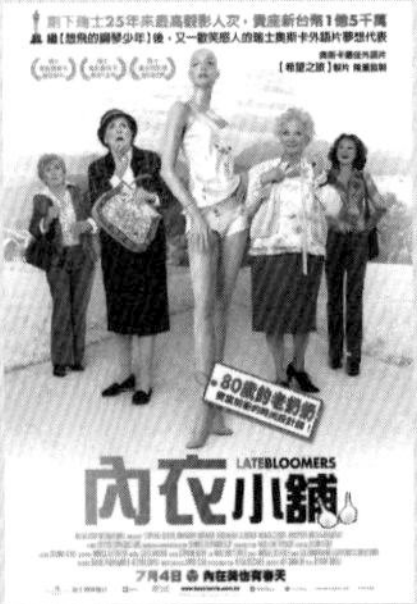

《金池塘》(*On Golden Pond*)
導演：馬克・賴德爾 (Mark Rydell)
年代：1981
片長：109 分鐘

《野草莓》(*Wild Strawberries*)
導演：英格瑪・柏格曼 (Ingmar Bergman)
年代：1957
片長：91 分鐘

《內衣小舖》(*Late Bloomers*)
導演：貝蒂娜・奧波利 (Bettina Oberli)
年代：2006
片長：90 分鐘

人生困頓

親愛的 Frida[1]，閱讀妳的生命，我驚駭於妳所承受的諸多苦難：從童年小兒麻痺瘸了一條腿，到那場致命車禍讓妳粉身碎骨，然後是愛人的離去，痛苦的復健過程（妳說那段「治療」遠比車禍所受的苦更甚千倍）；緊接著是靈魂伴侶 Diego 的不忠對妳無盡地折磨，還有流產痛失愛子的傷；最後，妳還要忍受疾病惡化以及孤單的痛楚，直到肉身幾近摧毀殆盡，妳還掙扎著要出席妳在祖國的第一次個展。

這所有的苦，無止無盡，使妳的人生宛如煉獄。親愛的 Frida，對痛苦敏感而畏避的我，只消想想任一項妳生命中的苦，便不寒而慄。面對妳遭逢痛苦的智慧與能耐，真正讓我肅然而無言。

親愛的 Frida，妳的生命教我感動的是：在接踵而來的巨大痛苦中，何以還能擁抱生命、熱烈創作，並且發散出無限的溫暖呢？

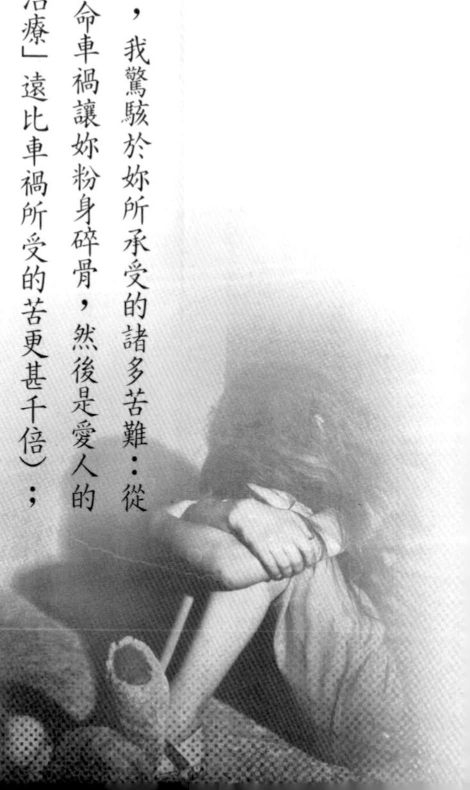

親愛的 Frida，妳總是讓我想到妳在復健的石膏模上所描繪的翩翩彩蝶，在蛹暗無光的歲月裡，妳的心靈熱切地想表達自己；所以藉由繪畫，妳擁抱痛苦、提煉痛苦，讓我們目睹生命的誠實與美麗，最終也為我們果證了靈魂自由的可能。

這讓我想到一介凡夫如我，如此地恐懼於痛苦，杯弓蛇影，卻增加了心中痛苦的重量。活在當下不容易；擁抱痛苦，與痛苦共處，最後視痛苦為生命良師，願意以它來轉化萎小的自我——這似乎是所有提煉痛苦的煉金過程。

但說得容易做得難。尤其是在痛苦襲捲，光鮮的自我表殼被無情地粉碎痛擊，世界只剩下腐敗酸臭；生命沉淪至谷底時，我們實在很難相信，這會是一段英雄的旅程。我們對生命的理解常常在這項考驗中停滯不前，不是逃避痛苦，懷抱虛無；就是過度認同於痛苦，哀怨自憐，或把曲折的心路投射於對外在世界與命運的憤怒。凡此種種虛妄的心理機制，在在把我們帶離一條可能修行的生命道途。

但痛苦卻如金匠的熾燒與鍛造，可以延展生命的廣度；痛苦也宛如意識轉化的魔法，可以增加生命的深度。面對痛苦的燃燒，生命永遠不要忘了表達自己，這表達的過程，就是在歌詠生命本身可以更廣更深，而有更多可能。然而痛苦的燃燒也是業報的償還，這是宇宙萬物所以生生不息的平衡機制，也難怪親愛的 Frida 妳臨行前會遺留下這句話：

但願離去是幸，但願永不歸來。

凝視著夜空中的星星，我想到小王子離開地球，想到所有修成正果的靈魂，那種涅槃於西方極樂中的純粹與美麗。

我看到痛苦淬煉出的永恆，鑽石之光。

❶ 芙烈達・卡蘿（Frida Kahlo），墨西哥畫家。從小因小兒麻痺及車禍，進行多次手術甚至截肢。面對纏綿一生的巨大痛苦，她以繪畫轉移痛苦，創造出波瀾壯闊的藝術作品。《揮灑烈愛》（*Frida*）為其傳記電影。

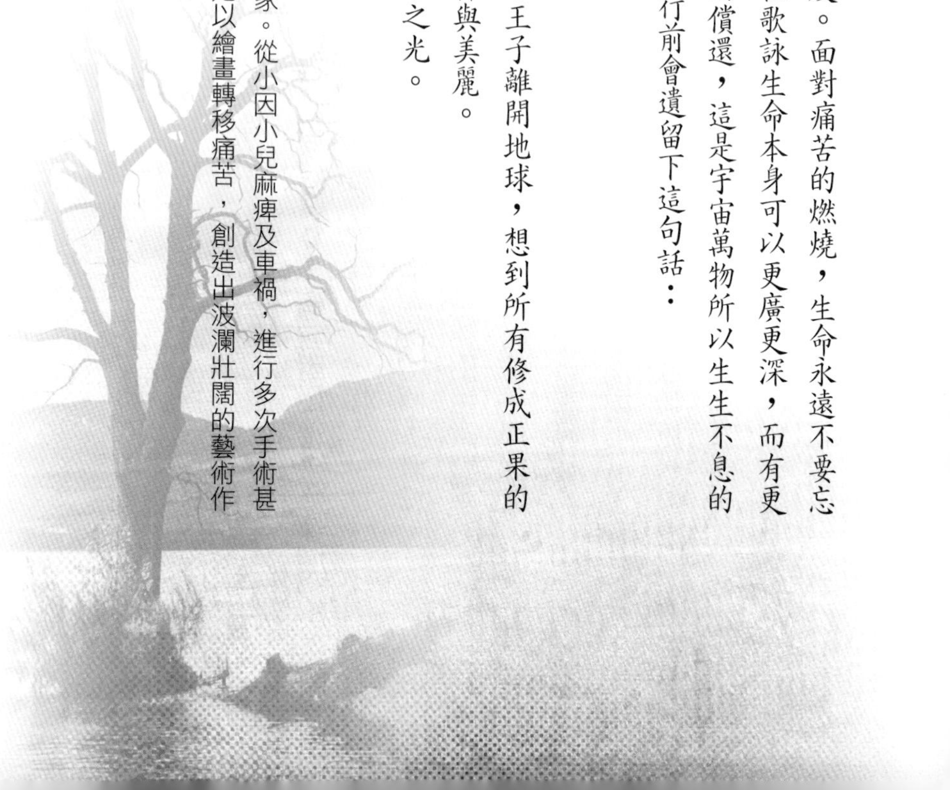

關於哀悼的書寫——《情書》

美玲（化名）因喪夫的哀慟前來求助，在陪伴她的過程中，讓我對失落有更大的體會。失去摯愛就我看來是一種臨界經驗❶，喪親者因此掉入深淵，感受到存在性的孤獨，也要面對人皆會一死的恐懼。

在我協助美玲的過程裡，深刻地體會到給予喪親者涵容的空間，讓她好好沉浸在哀悼裡的重要。在這樣的歷程中，諮商師慢慢地協助生者整理喪親事件帶給自己的創傷，並由此爬梳這創傷跟整個生命的關係。如此生者才可以重新找到意義，並學會在往後的日子裡好好照顧自己，重新開始。

《情書》這部電影在說明哀悼的涵容、以及失落與生命經驗的關係時，做了很好的示範。這部讓人驚嘆的電影，從第一個鏡頭開始，我們就被導演如詩的語言，帶領著飛翔。在它包裝著愛情的甜美外表下，細訴的卻是一個有關哀悼的故事。片中藉由兩個素昧平生卻長相肖似的女子（渡邊博子以及藤井樹）意外通信，緩緩地揭露隱藏在兩人生命中關於失落的傷痛，但也藉由這一個過程治癒了彼此。

未竟之事

讓我們先進入博子的內心世界。電影一開始是博子的未婚夫藤井樹山難三年之後的忌日；忌日似乎變成某種儀式，人聲的喧嘩蓋過了傷痛（也許有些人早已經走出悲痛，又或者在掩飾悲痛），這讓博子覺得自己格格不入。阿樹的母親似乎跟博子有著同樣的感覺，她裝病隨同博子逃離了現場。

兩人回到阿樹家中，打開久未開啟阿樹房間的門扉（迎向不敢碰觸，卻塵封的記憶）。進入房間，映入眼簾的是阿樹的一幅畫，正是他葬身的山岳；在沉默不語的山岳裡，寂寞的阿樹正孤單地躺在那裡，似乎有話想說。

其實，這一些未說出的話正如博子，對於已然消逝、卻揮之不去的事物，有著一種真切的存在感。此時，阿樹的母親從書櫃中拿出阿樹中學的紀念冊，那是一段博子未曾參與的過去，這一段空白讓博子想要填補；於是她懷著一種想要與阿樹說話的奇異心情，偷偷抄下了阿樹念中學時家中的住址，想要寫信給他。寫出去的第一封信看似平淡，卻是一個失落者沉痛的哀悼：

阿樹，你好嗎？我還好……。

短短的一句話迴蕩在現在與過去、擁有與失落、生離與死別的兩極，回聲無限。

令人驚異的是，寄出去的信竟然有了回應。博子面對這一種現象，並沒有以現實的考量去判斷，反而認為是自己沉痛地呼喊得到了逝者的回應。我們當然可以評斷說是因為她尚未接受未婚夫阿樹的死，因而逃避現實；但更重要的是，這種行為背後有一種想要說話的心情。

慶幸的是，這種心情被善體人意的現任男友秋葉知悉了。秋葉雖然想要博子去端詳現實，另一方面也耐心陪伴博子進行哀悼（讓博子依著她的方式，與另一個與阿樹同名同姓的女生通信），甚至鼓勵博子勇敢地來到阿樹葬身的山岳，把心中的話說給阿樹聽。

哀悼的史詩

博子想要哀悼的心情不禁讓我想起古代蘇美人流傳下來的《吉爾伽美什史詩》*(The Epic of Gilgamesh)*，描述吉爾伽美什在痛失好友安吉度時的哀慟心情。吉爾伽美什不僅把他的華服撕碎、棄如敝屣，從此任由自己流放在大地，以表達他的哀痛，還有那種一無所有、無所依歸的心境。

另一方面，吉爾伽美什也召喚他身邊所有的人事物到他身邊來，傾聽他失落的心情。然而看似召喚外來的人事物，卻是在召喚自己心中的小世界，讓自己失落的心境懷有哀悼的空間。

這種召喚除了情緒抒發之外，還有另一層重要的意義，就是在失落的過程中不至於感覺太過於孤單，至少還有人知悉他的哀痛。也唯有透過這種召喚，才得以從失落中去瞥見在曾經擁有的人事物裡，其實蘊含著永恆的存在感——那是無論如何也不會失去的。

從這個脈絡中，不難體會博子的心情有多孤單無依；透過這封意外的信，其實她想召喚的正是一種對於失落的傾訴與陪伴。信中的世界已經不是現實與否的問題，而是在這一個看似遠離現實、流放的過程裡得到安慰，並且投向一個更為遼闊的天地。

跟過去告別

在通信的過程中，博子向與阿樹同名同姓、中學時同班的女孩：樹，提出一個請求，請她幫忙回憶出中學時期的阿樹。透過樹的回憶，博子開始逐漸地碰觸她所無緣參與的過去。對於這種心情，博子自己有貼切的自剖：「想要擁有他，甚至包括未曾參與的過去。」這是種「執著」背後，其實是還沒有走出「失落」困局的寫照。

博子也意外地從紀念冊中發現通信的樹，其實長得與她肖似；也就是說，對她一見鍾情的阿樹也許只是想從她身上追尋對女孩樹的戀慕。這種發現是痛苦的，難道過去擁有的只是幻影嗎？教人情何以堪啊！

博子一方面對死去的阿樹深深生氣與妒慕著，另一方面，她也從樹的回憶中逐漸地讓死去的阿樹自由——讓阿樹如其所是地活在她心中。誠如她所說的：

在他死後我還要去煩他，求他給我更多，我真是一個自私的女孩……。

最後，她隨同秋葉到阿樹葬身的山脈對他做最後的傾訴。博子的心中波濤洶湧，然而在流淚呼喊的一刻，她卻是勇敢的，心境也如雲翳漸去的山峰一樣明晰，不僅抒發了心中的哀痛，也逐漸地放下了執著。通過了生與死、過去與現在、失落與擁有的界線，而把真實的永恆留存在心中。

過了這一關，博子其實是讓自己自由了，這種自由顯現在她把樹對阿樹回憶的書信退還，讓樹的回憶歸她所有（或者是讓阿樹的愛留存在樹的心中）。這種成全是美好的——沒有走出困局、心中執著沒有放下的人是做不到的。

與哀悼疏離

接下來我們來談談女孩樹。她所居住的頹圮老房子，也象徵著對於過去的執著與難捨。這種難捨也表現在她任由自己感冒日趨嚴重，卻不去醫院求診。原來樹的父親是因為感冒延治而死在醫院中；樹似乎也眷戀著父親，甚至下意識地想隨同父親一起死亡。

與博子一樣，這是未能走出失落的寫照，只不過樹是以一種反向逃避的心理防衛來保護自己。

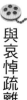

逃避所累積的壓力，讓樹因感冒而被擊垮的身體，不支倒地。在她昏迷的無意識狀態中，她回到了失落的現場：父親急診不治，還有葬禮一一湧現……。這時候她才終於勇敢地面對自己失落的悲傷，不再壓抑。

片中有一段描寫葬禮結束之後，樹輕輕滑過冰天雪地，在荒原中拾獲一隻被冰凍的蜻蜓屍體，似乎象徵著塵封的記憶或哀慟，需要被溫暖的心以及淚水所融化；另一方面也象徵著心中永恆不變的真實，就像博子與樹的回憶一樣，是怎樣也不會消逝的，反而經過心靈的傾訴與淬鍊，更增加永恆的光澤——這就是哀悼的價值所在。

其實，只要我們用心經營一段關係，讓這分關係的意義與力量永存心中，在心靈的層面，它就已經永恆了。哀悼過程的憂傷與眼淚，其實就是撫慰失落傷口的最佳良藥。

❶ 在日常生活中凡人被生活瑣事淹沒，往往忽略自己的存在感，只有當一些重大事故發生時，才有可能感知到生命與存在是怎麼一回事。這些重大事件統稱臨界經驗，如：生病、創傷、喪親等等。

延伸閱讀

1. 岩井俊二，很受臺灣文藝青年喜愛的日本導演，以逆光、朦朧的攝影、甜美的影像，包裹著青春的傷逝以及人生的殘酷。相關作品有：《四月物語》(*April Story*)、《青春電幻物語》(*All About Lily Chou-Chou*) 等。
2. 另一篇關於《情書》的觀點是有關性別的，請參考作者部落格：http://www.wretch.cc/blog/seaseas/7822999。

電影檔案

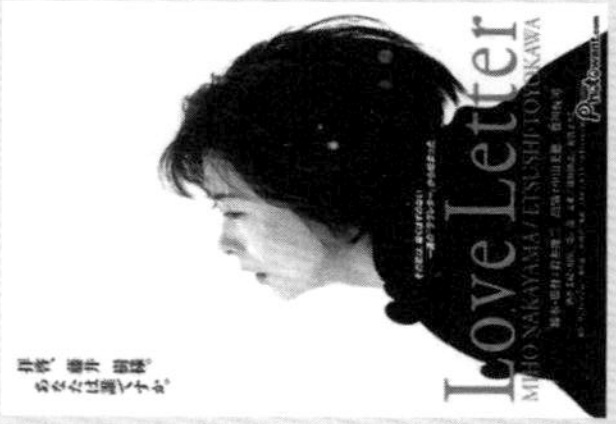

《情書》(*Love Letter*)
導演：岩井俊二
年代：1995
片長：116 分鐘

憤怒的匕首刺向自己——《凡夫俗子》

《凡夫俗子》(*Ordinary People*) 是我第一部啟蒙電影。當時我還是懵懵懂懂的國中生，猶記得影片播畢還如霧裡看花；但我不願放棄，當天又留下來再看了一次，最後竟被感動得在戲院裡涕淚縱橫。後來我深深愛上這種感覺，我想這也是我後來會變成影痴的原初經驗。

直到我成為諮商研究所的學生，《凡夫俗子》依然是心理治療完整歷程的示範教材，考試必考；後來開始教諮商，仍會跟學生介紹這部電影。雖然此片年代久遠幾乎為人所淡忘，但在茫茫影海中，還是兀自閃爍著光亮。

本片改編自蓋斯特 (Judith Guest) 的同名小說，也是勞勃・瑞福 (Robert Redford) 執導的第一部電影，並於當年 (1980) 打敗馬丁・史柯西斯 (Martin Scorsese) 的《蠻牛》(*Raging Bull*)，獲得奧斯卡最佳影片等多項大獎。

片中描寫痛失愛子巴克的家庭陷入愁雲慘霧，倖存的稚子傑瑞深陷憂鬱割腕自盡；因為心理醫師柏格的協助，傑瑞終於走出陰霾，但也衝擊了這一個外表看似平靜的家庭。

有人說，這部電影是對雷根(Ronald Reagan)時代所代表過度樂觀價值的一種反諷，就像片中典型郊區生活的優雅與節制，對人性晦暗避而不談，卻帶來更大的傷痛❶。所謂的「凡夫俗子」提醒人們的恐怕就是——我們不過都是平凡人，沒有那麼完美，也不見得總是可以積極向上，而我們是否可以接受這一面呢？

柏格醫師對虛飾的顛覆

片中對這種虛飾價值提出質疑與挑戰的便是柏格醫師，這位穿著不修邊幅、行事風格隨性的醫師，大大顛覆了我們對心理醫師的形象。當傑瑞心不甘情不願地前來諮商，說自己要學習如何「自我控制」以「不讓別人擔心失望」時，柏格醫師大膽地回應：「我對控制並不在行」；除了顯示出對案主的一片赤誠，也充分洞悉出傑瑞的問題就是來自於「控制過當」。

隨著影片的進行，柏格醫師積極地引領傑瑞去碰觸內心一觸即發的複雜感受，最明顯的是他的憤怒；傑瑞努力壓抑這股怒氣，導致後續的症狀——焦慮、失眠、甚至自殺。

片中有一段傑瑞想要岔題編說自己做了一個夢，柏格醫師直搗黃龍地對他說，自己對夢沒有興趣。傑瑞反駁說：「你們心理醫師不是對夢這套最感興趣的嗎？」柏格醫師直言無諱：「你說對了，我認為夢很重要。但我對你現實生活發生的事更關心。告訴我，發生了什麼事，我知道你今天有心事。」

傑瑞的憤怒

這一連串積極的介入終於讓傑瑞碰觸自己內心的感受。片中有個治療時段傑瑞被柏格激怒乃至於對他破口大罵，罵完之後柏格醫師對傑瑞說：「給你個建議，小夥子，感覺未必都要愜意。」這種深具包容且不報復的治療態度，讓傑瑞也學會接納自己負向的感受。

這關鍵性的一刻引領傑瑞開始可以生氣，也逐漸了解到自己對於母親漠然的憤怒；傑瑞開始責怪母親在他自殺住院時以感冒為由沒來看他，更生氣母親自小便對哥哥偏心，凡此種種引領傑瑞去面對母親的愛給得並不完整。

然而，隱藏在這些憤怒下的是——傑瑞氣的其實是自己。他氣自己跟哥哥搭船出遊不顧天候變化，乃至於發生意外；氣自己在哥哥罹難時無能拯救，只能兀自求生；氣自己因為承受不了憂鬱與罪咎而鬧自殺，讓父母顏面盡失。

原來傑瑞跟母親一樣，對自己有著完美的要求，不能容許自己的人生有絲毫閃失。這種對自己強烈的憤怒，其實也是他後來憂鬱自殺的主因；憤怒就像是一把刀，當它不能指向別人，就只能指向自己。

憂鬱症的病人內心總有過於完美的期待，當他們用高標準審視自己的時候，內心挫折可想而知，難怪逐日累積終成憂鬱。此外，憂鬱症患者普遍可見壓抑大量憤怒——有些因為環境不容許他們表達憤怒，有些則是擔心憤怒會破壞關係，還有一些則是對自己生氣。內在嚴苛的超我❷不斷地懲罰自己，形成一種自我苛待的關係。

跟這些病人做諮商工作，我總要小心翼翼地引導他們接受自己的失落與憤怒，讓這股能量可以釋放出來；讓他們可以自在地練習憤怒，並感覺到憤怒對關係是無害的；也可以體會到憤怒其實是向別人聲明，自己的存在是不容侵犯且需要尊重的。單單這樣的歷程便深具治療性。

父親的寂寞與荒涼

電影中傑瑞的覺醒讓父親深受撼動，結果後來自己也去找柏格醫師懇談。這位男人在晤談後赫然發現自己竟是如此寂寞，多年來對家庭的責任導致他對喪子劇變的自責與無力，傷痛欲絕時還要強作鎮定。

在葬禮那一幕，自己因為心力交瘁無力梳理，而冷酷的妻子竟然還要為葬禮該穿什麼對他頤指氣使。這才發覺：原來妻子最鍾愛的是長子，而自從長子去世，妻子也把自己的愛隨之葬送。想到這裡無法自持，在深夜裡只能偷偷躲到樓下餐室掩面痛哭。

這一幕是我看過影史上最為經典的男人眼淚，迄今像鬼魅般在我腦海揮之不去：

（丈夫對妻子說：）

我根本不確定妳會付出什麼，告訴我，妳愛我嗎？妳真的愛我嗎？

要是沒出事的話，我們一家人原本好好的。可是妳應付不了意外，妳希望每件事都有條不紊。也許妳根本誰也不能愛……滿腦子是巴克，也許巴克一死，妳的愛也跟著陪葬了。

但問題或許不在於巴克，全在於妳一人；或許陪葬的是妳最可愛的一部分。不管為了什麼，我不知道妳是誰，也不知道咱們夫妻一場是為了什麼？我為此而哭，因為我不知道自己是否還愛著妳？沒有了愛我又覺得茫然……。

那是一個絕冷的冬夜，妻子因承受不了丈夫的告白而選擇出走，晨起的兒子來到雪融的庭院安慰悲痛的父親。雖然一個家破碎了，可是我們卻在灑落庭院的陽光下，感受到無比的溫暖與希望。

這幕也暗喻著傑瑞的憂鬱已經遠去，開始可以愛，也可以關懷。

❶ 有人批判心理諮商的專業形象，其實也是資本主義社會裡，關乎中產階級的另一種複製。所謂的優雅自制、專業理性，聽起來活脫就是中產價值清教徒思想的拷貝。諷刺的是，資本主義社會製造了心理問題，再交由資本主義價值所訓練出來的諮商師來解決，整套系統幾乎就是一個上下游的社會控制關係。

❷ 超我 (super-ego)，精神分析用語，指人格中代表父母、道德、法律的部分，常是我們崇高理想及完美主義的來源。

電影檔案

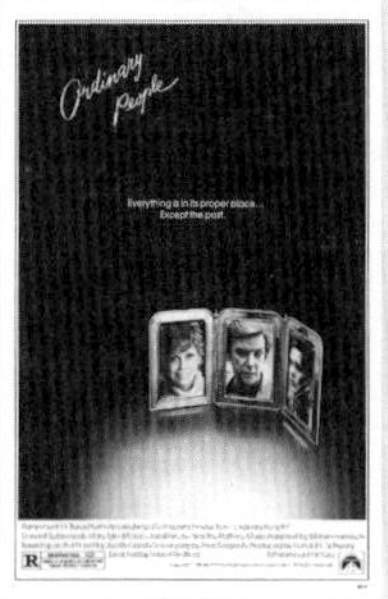

《凡夫俗子》(*Ordinary People*)

導演：勞勃・瑞福 (Robert Redford)

年代：1980

片長：124 分鐘

孤絕的狂人——《香水》

嗅覺是人類進化中幾乎被遺忘的器官，往往被視覺及思考所取代；在圖像及語言成為人類溝通主要媒介的今日，嗅覺卻還蟄伏在內心深處，撩動人熾熱的情感。

我們可以在很多動物身上找到嗅覺主導的痕跡，特別是哺乳類動物。就如黛安・艾克曼(Diane Ackerman)在《感官之旅》(*A Natural History of the Senses*)一書提到：

他們編織如鳥類歌聲般複雜而獨特的香味之歌，在空氣中飄蕩。小袋鼠、幼犬，以及許多其他的哺乳類動物，初生時眼睛無法視物，必須依氣味找到乳頭。……動物若無體味分泌就難以活得長久，因為他們無法標記領土或選擇感受性強烈、繁殖力強的配偶。

只要看看人類歷史對香水的熱情，或是近來頗有復甦之勢的芳香療法，就可知道這種原始溝通方式的存在。

從這個角度來看電影《香水》(*Perfume: The Story of a Murderer*)中的葛奴乙，就可理解他的心理狀態是很原始的，偏向於直覺、衝動，彷彿受著一股強大的力量所驅使。簡言之，葛奴乙的心智狀態是動物性的。

我們對動物性這個詞彙的聯想是：「純真無染、堅韌、依循大自然法則、物競天擇的……。」這些特質在葛奴乙的身上都可以找到，特別是他一出生就被自己的生母拋棄，如果不是那石破天驚的一啼，似乎難逃死劫。之後多舛的命運也教人鼻酸：在孤兒院中飽受欺凌、被賣到皮毛商那裡剝削勞力、被江郎才盡的香水師所利用……。生命中的重要他人個個都是豺狼虎豹、嗜血無情，很難想像他可以在這麼艱困的環境中存活下來。

雖然我們為他積極求生的堅韌意志所感動，但也暗暗知道這些無情的客體，後來也造就了他無情的特質。

天才與偏執狂

葛奴乙可以存活下來除了意志力之外，還有一項重要的資源——天賦。他天生對味道有著強烈的直覺及品味，彷彿是上天對他的召喚，召喚著他要創作出世間最美好、最神聖的香味。從精神分析的觀點來看，這種召喚比較像是葛奴乙試著去喚回失落客體的一種嘗試。

在葛奴乙悲涼的身世中，他不僅經歷了原初客體的失落（如自己的母親），後來所遇見的客體也都是殘酷無情；與這些客體互動的經驗讓他得隔絕自己，變得無感才不至於受傷太大。但是我想在他內心深處，必定還渴求著客體的溫暖，於是這些渴求被昇華到他對香味的執著。葛奴乙一心企求人間至香，毋寧就是想重回失落客體的懷抱。

他遇見年輕女販的時候，當下領受言語無法形容的震撼；彷彿唯有那刻，才終於感受到什麼是溫暖與柔情。情竇初開的他，透過香味，第一次領略到愛慾是什麼。然而由於缺乏愛的經驗，無法理解自己的感受，也沒有人可以告訴他這種感受究竟是什麼，生來就孤絕的處境在這裡被推擠到極致。

由此出發，我們比較可以理解葛奴乙的偏執，為什麼一心一意、甚至枉顧生死，就是要保存少女的體香；因為這是他首次為客體所擁抱，想要再現❶的強烈衝動，正好也呼應了他內心對愛的渴求。

尋愛的路上葛奴乙因為沒有人引領，所以不知道愛有一個更根本的條件就是同理心（可以跟別人共感）。這種情感經驗是所有道德的基礎，也是人跟動物最大的差別。透過同理心，我們可以學會理解與尊重別人，並且對每一個人獨特的美與處境，可以有欣賞以及涵容的能力。

葛奴乙因為欠缺同理心，所以他的愛（或者執著）是很狹隘的；再加上他動物性的純真無法衡量道德法律的標準，以及後天冷酷所形成的防護罩，導致後來他連續殺人的悲劇。

天才在這裡變成了偏執狂，空有熱情卻沒有愛，其慘烈莫過於此。

愛的頓悟

編導在這裡安排的另一個對比就是美少女珞兒，不僅出身富貴，且有一個深愛她的父親。片中有段描寫珞兒摘花到母親墳前獻禮，就可以知道她雖曾經歷喪母之痛，但是與母親的關係仍是富含關愛的。這個愛的客體，帶著青春期飽滿的費洛蒙，難怪她的風采會對易感的葛奴乙形成強大的衝擊，讓他不計一切代價就是想要佔有並且保存她身上的體香。

後來葛奴乙被捕送上刑場，恐怕是影史上少有教人瞠目結舌的神奇場景。他在殘酷的刑場獻上自己精心調製的香水處女秀，只消是一兩滴香水的氣味，便讓廣場上的人從群情激憤的暴民變成奉他為上師的信徒；再多加一兩滴，足以教整個廣場瘋狂，大家都情不自禁地回到嘉年華會的雜交與狂喜中。這飽含神聖的漿汁玉露，點染了我們內心深處非理性的熱情，讓我們放下文明人的繁文縟節以及虛偽外衣，僅是單純的領受著萬物合一的純然喜悅。

最教人動容的是葛奴乙的仇人珞兒之父，竟在仇殺他時也甘拜下風，把他視為自己的子嗣。這種以德報怨的愛（雖然是受香水蠱惑），讓葛奴乙封閉的內心終於被斲開一道縫隙……。

葛奴乙這時候才體會到他偏執後面的渴求。

隨著葛奴乙的回憶我們重回初遇女販的那一幕。如果當時沒有殺戮，取而代之的將會是無限的柔情。在男女交歡的寂靜中，情慾取代了死亡，葛奴乙第一次領略到什麼是愛，但也洞悉了自己的孤單❷。

他擁有比金錢更有威力，或比恐怖、死亡更厲害的能力，那支配人的愛慾，所向無敵的力量。但只有一件事是這香水做不到的，它不能使他像凡人一樣，變成一個能愛也能被愛的人。

所以他想：去他的！去他的這個香水！去他的這個世界！

我想就是這種絕望的心情導致葛奴乙後來的自殺。他選擇回到出生地，把香水淋在自己頭上，讓那些被蠱惑的餓民吃了他。

這是他第一次領受到那種純然的愛，至少那些餓民是心懷愛意地吃下了他❸。

❶ 再現 (representation)，指已經掌握的知識能回想起，或者曾經歷的情感能再體驗的過程。雖然事物不在當前，卻能使原有經驗栩栩如生。

❷ 在葛奴乙前往香水之都格拉斯的路上，攀爬至高山選擇隱居修練，醒時卻發現自己是一個沒有味道的人。這種恐慌導致他後來想要創造香水為他人所記得，其實這也是一種對自己孤獨的感知。

❸ 食人族藉著食人而可以認同，讓自己變成客體；這是一種原始的愛的形式。

電影檔案

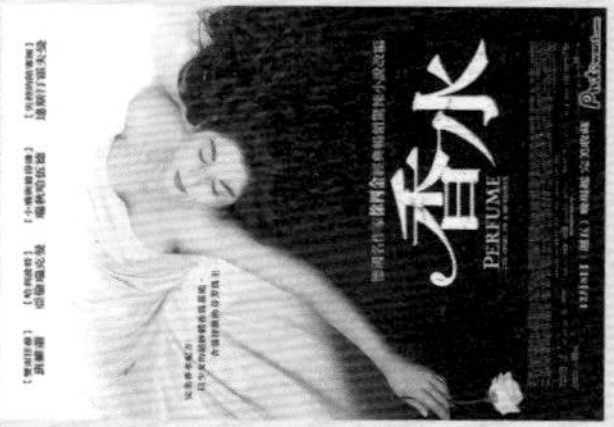

《香水》(*Perfume: The Story of a Murderer*)
導演：湯姆・提克威 (Tom Tykwer)
年代：2006
片長：148 分鐘

化陰影為良藥——《鬥陣俱樂部》

百祥（化名）從小立志追求成功，長大後成為不折不扣的工作狂。工作壓力讓他焦躁、暴戾，導致與妻子的婚姻關係漸行漸遠，好長一段時間夫妻形同陌路。妻子是他崇拜的女神，百祥在情感上非常倚賴她；這麼處心積慮地想要成功，某部分原因也是想讓自己「配得上」妻子。

在諮商的時候，可以看出百祥內心的自卑與不安，還有他對妻子蠢蠢欲動的競爭情結，但這些都被他的理想化所掩蓋了。當妻子不理他的時候，百祥經驗到被棄絕的痛苦；然而只要對妻子略有抱怨，百祥就馬上反過來責怪自己，認為不該這樣看待妻子。這樣扭曲自己的情緒，是因為連生氣的感覺也會破壞他對自己的理想化。

百祥對自己有很高的期許，對關係也是，超乎期許之外的情況都令他難以承受，唯一的應對之道就是壓抑與否認。跟百祥做諮商工作，常令我寒毛豎立，緊張得很，一股山雨欲來的煙硝味正在醞釀……。

當小王子遇見野人

男性除了關照自己的陰性面向（阿尼瑪）外，能誠實地面對自己的陰影面❶，更是重要的功課。尤其男性在社會期待下總被鼓勵要成熟懂事，追求外在的成功，這也使得男性失去機會去體察內心的感受與需求，終至影響心理健康，甚或破壞關係。

羅勃・布萊在七〇年代的男性神話大作《鐵約翰》，闡釋了男性靈魂的心靈成長之路。

《鐵約翰》描寫一位小王子失去了金球，而金球給野人鐵約翰撿去；由於野人被禁錮，為了取回金球，小王子只好悄悄從母親枕下，偷取釋放鐵約翰的鎖匙。小王子取回金球後，隨即跟隨著鐵約翰到森林裡生活。

這個渾身紅毛的鐵約翰，是男子氣概的象徵。詩人認為當代的男性太過陰柔，自小太倚賴母親，父親則在男孩的成長中缺席，因此男孩缺乏真實可認同的男性形象。故事中到母親的枕頭下偷取鎖匙，象徵著小男孩要脫離母親的影響。

羅勃・布萊強調男女本質化的差異、鼓吹男性情感的結盟、重新詮釋父權啟蒙的價值，引來當時女性主義者對他的撻伐，說他只是新瓶裝舊酒，想讓父權思想死灰復燃。

沒想到三十年後，《鬥陣俱樂部》(*Fight Club*) 這部電影卻不假修飾、幾近厚顏無恥地呈現男子氣概的陰暗面，這一種現代文明對男性心中野人認同的集體心理轉變，頗堪玩味。

現代版的性別神話

《鬥陣俱樂部》是當年好萊塢電影的一個驚喜。導演大衛・芬奇 (David Fincher) 延續了他在《火線追緝令》(*Seven*) 中對現代文明的悲觀看法，鞭辟入裡地刻劃了現代人的孤絕與分裂。

在榮格學派的看法裡，每一個時代都有它的神話，一個藝術創作者要是能捕捉到這個神話的原型，不僅能與他身處的時代情感相呼應，在某種程度上，也得以轉化當代人類的心靈。

喬治・盧卡斯 (George Lucas) 曾經在《星際大戰》(*Star Wars*) 系列中以古希臘羅馬的神話原型，闡釋了未來世界的永恆母題；大衛・芬奇卻著眼於現在，用他看似如夢似幻、實則真切得令人心悸的想像力，讓現代文明中關於「陰影」的神話原型得以浮現。這也是《鬥陣俱樂部》能撼動人心的原因。

這種屬於男性的集體心理轉變在電影裡有跡可循，主角柯納在故事的開場為失眠所苦，此一症狀真實地反映了他身為現代男性的失落。讓我們再貼近一點看他——典型的白領新貴，住在摩登大廈，講究衣著與居家品味；精美的產品型錄逐漸地取代了色情圖片的快感，文明細緻的加工終於把野性的能量給閹割掉。難怪柯納在片中看來一副軟乏無力，鬱鬱寡歡的樣態。

於是他開始尋找救贖，無意間參與了心理治療團體，讓他的抑鬱得以紓解。但這種紓解有點像是嬰兒對母親的依戀，離開母親乳房的滋養後嬰兒仍對現實的挫敗無能為力。柯納就像是《鐵約翰》中的小王子，長期錦衣玉食，投向母親懷抱，卻忘了自己的本真與活力。

後來柯納在團體中認識了巴勃；曾經是健美先生的他，因罹患睪丸癌而注射女性荷爾蒙，導致他擁有兩顆碩大的乳房。巴勃常常在團體中失聲痛哭，並用他令人窒息的巨乳給予柯納「安慰」。這一幕看來諷刺十足，導演彷彿在說：「得了吧！心理治療？娘娘腔的玩意！」藉此柯納意識到自己如果一直依戀著宛若母親的心理治療，最後恐怕會失去男性的尊嚴，變得女性化。

直到柯納邂逅狂野的瑪拉，使得他失落的男性靈魂（電影裡化身為泰勒）傾瀉而出。從此便被無意識的陰影所攫獲，開啟了失序的瘋狂之旅！

男子氣概的陰影面

其實任何無意識的失序，否認與壓抑常是重要的原因。《鬥陣俱樂部》似乎在告訴我們：現代文明對男子氣概的壓抑與扭曲，已經到了岌岌可危的地步。而羅勃・布萊所提倡的「野人」思維，似乎是救贖現代男性的一條道路。

野人思維展現在《鬥陣俱樂部》的，便是這些來自社會各個階層的男人，寧願卸下文明的偽裝與教化，赤手空拳地在俱樂部裡以鬥毆為樂，搞得渾身髒污血漬，以獲得野性靈魂的救贖以及交感神經的快慰。

《鬥陣俱樂部》提醒我們正視自身陰影的重要，愈是壓抑愈是無法掌握；如果文明的發展極力否認野性，這些野性聚集在陰暗處形成陰影，有朝一日定會反撲回來。就像片中柯納的陰影面（泰勒）愈見張狂，想要毀滅整個資本文明，聽不下本尊任何勸告。

所以面對陰影，傾聽陰影所傳遞的訊息，並且在日常生活尋覓適切的管道，予以宣洩、淬鍊，就顯得甚為重要。不管是投注在恣意揮灑的野性活動裡（如同許多體育、競技），或者透過儀式來轉化這些力量，都可以讓這股陰影反過來滋養我們，讓我們生氣勃勃。

❶ 根據榮格的學說，陰影 (shadow) 往往與我們認知的自我 (ego) 相反，如果表現於外在意識中的性格是東，那麼在無意識中所補償的性格便是西。陰影也有正負之分。正面的自我的陰影是負面的，負面的自我的陰影是正面的。

延伸閱讀

1. 大衛・芬奇是從 MV 導演起家的電影創作者，他對影像的敏銳與自由奔放常常令我們感嘆，也善於挖掘人性與社會的陰暗面。
2. 相關的電影我推薦凱文・科斯納 (Kevin Costner) 主演的《與狼共舞》(*Dances With Wolves*)，片中試著以狼的意象來詮釋野性的陰影。也有一些精煉的陰影形式以日本的武士道來呈現，如湯姆克魯斯 (Tom Cruise) 主演的《末代武士》(*The Last Samurai*)。再者，關於男性同儕以及父親的失落，我推薦同樣由凱文・科斯納主演的《夢幻成真》(*Field of Dreams*)。

電影檔案

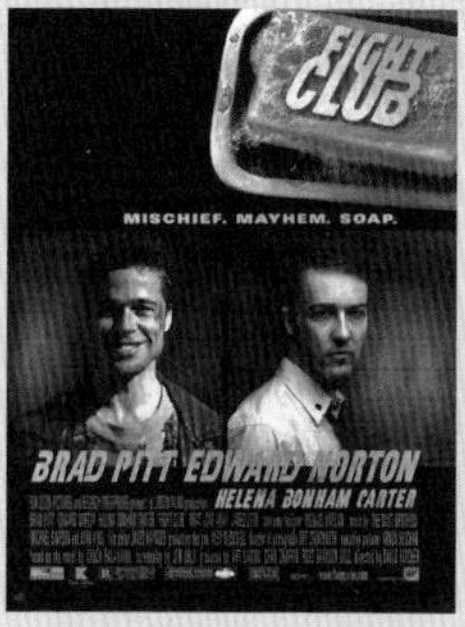

《鬥陣俱樂部》(*Fight Club*)
導演：大衛・芬奇 (David Fincher)
年代：1999
片長：140 分鐘

別再製造戰爭——《冥王星早餐》

雖然古典精神分析把跨性別當作「性倒錯」❶來看待，但在我實際接觸的案例裡頭，卻發現這些被稱之為性倒錯的個案，其內在生命的堅韌幽默，溫暖與豐富。跟他們一起做諮商工作，讓我學習到性別的流動與多重建構，更讓我放下二元對立的偏執思維，對人性的了解可以更深更廣……。

北愛爾蘭導演尼爾・喬登（Neil Jordan）的《冥王星早餐》（*Breakfast on Pluto*）就是一部具有人道關懷的跨性別電影。片中透過北愛爾蘭的獨立衝突，以及跨性人派翠克尋找生母與真愛的故事，藉此諷刺人類想要截然二分的心智妄想。

人類心智的二元性似乎總是在製造戰爭與對立，我們存活在這個世界，總是試著去區分對錯、好壞，試著去過正確的生活。不斷提醒自己要思想純正、舉止得宜，但面對跟我們不一樣的人，卻表現出嗤之以鼻的心態。

《踏上心靈幽徑》(*A Path with Heart*) 這本書便這樣寫著：

> 思想的二元本質是我們受苦的根源。每當我們把自己想像成獨立的個體，就會產生恐懼與依附，我們會變得緊縮、防衛、野心勃勃和界線分明。為了保護孤立的自我，我們會推開某些東西；為了支持自我，就會緊抓或認同其他事物。

這就是為什麼族群分裂的言論可以輕易地煽動並分裂島上的我們，也是為什麼宗教的基本教義派，面對教條可以如此食古不化、枉顧當代生活的細緻脈絡。榮格所提的陰影概念便言簡意賅地把這種二元對立的拒斥表露無遺。每一個人都有自己的陰影面，這個情結蘊積了許許多多認同之外的東西；我們把不想面對的面向通通丟到這陰影裡，平時視而不見，直到擁有這些面向的人們走向我們，心中油然升起一股強烈的嫌惡——不是紛紛走避，就是唯恐去之不及。

片中無所不在的暴力就是這種陰影情結驅策的結果：不管是視派翠克為妖孽的養母一家及學校師長，也包括那些丟擲炸彈的恐怖分子，或者拘捕北愛共和軍的英國警察。

歷史在在提醒我們：「只要是戰爭就沒有贏跟輸，在戰爭裡面其實兩者皆輸。」同樣的，把自己的陰影面投射到他人身上，往往只會造成人權的喪失、社會的不公義。不如老老實實面對自己的功課，把這種投射撿回來，細細思索厭惡背後的恐懼是什麼？在心理諮商的教誨裡，我都會試著去體會每位案主獨一無二的人性，愈是遇到陌生的案主，我愈是會認真修練這項功課；因為我堅信每位案主在生命本質裡，必定擁有我內在人性的某一面向，我要克服對他的拒斥與恐懼，慢慢把這些陌生的面向找回來，藉此讓我的生命更完整……。

片中的跨性別，成為超越二元對立的象徵。對於跨性別，何春蕤教授如此論述❷：

這些以肉身和情慾來表達不能、不願、不屑配合性別規範的主體（統稱「跨性別」的主體）早就在日常生活中暗暗承受「神經病」、「作怪」、「變態」、「噁心」等等污名……。

性別曖昧的身體在性別截然二分的文化中浮現時，往往引發極大的焦慮，因為性別是社會權力結構得以安身立命的基本分野之一。

當跨性別者的身體狀態和生活選擇被凸顯、被質疑的時候，最常見的指責就是：「明明是女人還假裝男人」、「明明是男人還假裝女人」、「為什麼要欺騙人家」……。

面對輕蔑的斷言，跨性別曖昧身體的執意存在或被迫現形，都宣告了兩性體制的預設所施行的強制與暴力：跨性人不是假裝男人、假裝女人，「祂」們是拒絕只做「男人」或只做「女人」。跨性人不是患了性別認同錯亂症，祂們只是積極地主動建構自身的性別表現而已。

透過跨性別，我們可以看到人性豐富而不可分割的面向，也看到人類文明在二元對立思維上的虛妄與暴力。在片中這種二元思維無所不在（英國/北愛，宗教/世俗，兩性/跨性），焦慮也無所不在；更甚的是隨焦慮而來的暴力也無所不在。人類永遠都在逃避自己的完整，總是要切割某些面向以求自保，裝聾裝盲地自欺欺人。

儘管如此，在人類的文明裡，仍有另一種聲音在抗衡這種僵固的傾向，譬如中國的竹林七賢、美國六〇年代的嬉皮、新世代的銳舞文化……。這些聲音吶喊著脫離文明體制的禁錮，強調人類共融的愛、性與和平。這些回歸純真的吶喊在片中便以主角派翠克驚世駭俗的妝扮、搞怪幽默的舉止來呈現。

難怪乎片中關於愛的場景如此教人動容，派翠克千里尋母即是最明顯的象徵——關於愛的追尋。當然我們可以從政治的觀點解讀派翠克遺腹子的身分象徵著北愛的處境（母親遠赴英國，代表著北愛被英國這個母親遺棄的心酸，以及族群認同的困惑）。但是當我們看著這個尋求歸屬過程的諸多艱辛，派翠克雖飄零於世受盡欺凌（不管別人歧視她，或者辜負她），她永遠保持著樂觀、良善、幽默、溫暖的態度，優雅地行走於世間。即使最後找到生母卻未相認，仍沒有怨懟，反而可以揮揮衣袖，一笑泯恩仇。

最令人感動的場景是，派翠克尋母的過程雖然失落了，卻意外地得到了父親的懺悔與愛。尤其是父親可以放下威權與疏離的身段向「她」告白，更讓我們看到男性霸權的轉化。這種打破二元思維的結合，以及蘊藏其中關於愛的奧祕，教我們不禁肅然。

派翠克以兒子的身分認同母親的女性特質，也點出她棄絕男性暴力的抗議，這點在英國警察以令人髮指的手段訊問她時表露無遺；但派翠克宛如打不死的蟑螂般讓這些警察為之氣結，甚至後來還受其感化，打破敵我思惟協助派翠克脫離街頭生活。

透過派翠克天真浪漫的示範，我們不禁要認真思索人類心智的走向，在對立兩端何以發乎中道（存在的愛）？

去學會生命中最根本的理解與接納，接納生命的流動變異以及短暫易逝。我們能否在每次與人（或與自己）的交會裡，做到這種真誠無掩卻不佔有執取的態度？可以真實地感受到眾生的連結與平等？

❶ 性倒錯(paraphilia)，在古典精神分析以及精神醫學的觀點裡，性如果無法導致生殖的目的，都屬於性倒錯的範疇：戀物癖、虐待狂、跨性別等都是。早期同性戀也被歸於此範疇，後來經過同志運動的爭取已被廢除。有趣的是，佛洛伊德在談到嬰兒性慾時認為，這些現象都是我們小時候性生活的遺跡；簡言之，性倒錯並非憑空而生，它原屬於人性中的一部分。下面的學術辯論很有趣，我建議把性倒錯改為性少數，或者多元性別：http://www.nownews.com/2010/01/12/11543-2557531.htm。

❷ 引述自何春蕤的文章〈叫我「跨性人」——跨性別主體與性別解放運動〉。網址是：http://intermargins.net/repression/deviant/transgender/tghistoricalmoment/iamtrans_ho.htm。

延伸閱讀

北愛爾蘭導演尼爾・喬登崛起於八〇年代，以《蒙娜麗莎》(*Mona Lisa*) 描寫皮條客對高級娼妓的愛情，獲得坎城影展肯定。之後的《亂世浮生》(*The Crying Game*) 則探觸革命分子與跨性人的情慾糾葛，並獲得商業與評論的全面勝利。

九〇年代後他進入創作成熟期。《豪情本色》(*Michael Collins*) 得到威尼斯影展金獅獎；《悲歡歲月》(*The Butcher Boy*) 則得到柏林影展的最佳導演獎。

尼爾・喬登所拍攝的電影部部精彩絕倫，集社會、性別、政治、宗教於一身，充滿了後現代繽紛多元的活力；尤其是背後的人文關懷，使得他的電影充滿了溫暖的力量。

電影檔案

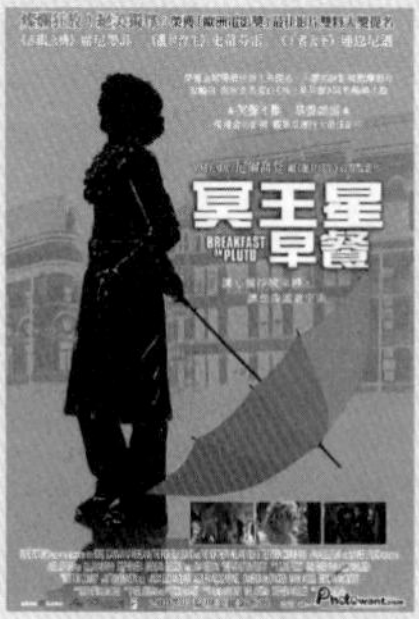

《冥王星早餐》(*Breakfast on Pluto*)

導演：尼爾・喬登 (Neil Jordan)

年代：2005

片長：135 分鐘

人生領航

聽案主細數生活中支持她的人事物，意外地發現她把電影導演列入自己「私密好友」的範疇。這個觀點讓我欣喜，也讓我想到寂寞的少年時期，自己也曾偷偷地與崇拜的作家在心靈層面暗通款曲。

那時候的我，遇到喜歡的作家，總是有一股強烈的慾望去讀遍所有他寫的書，也對他的生平充滿好奇。

面對喜歡的電影，現在的我也會特別注意是由哪個導演所拍攝，然後持續追蹤他的創作，甚至去找他之前的作品來研究。就這麼看著看著，不自覺地跟著他一起思索人生，用他獨特的目光審視生命。

電影導演因此不再遙不可及，反倒像個熟悉的老朋友，娓娓地跟你述說著故事。

直到最後，甚或看出了這些故事背後所要呈現的，屬於導演自己的故

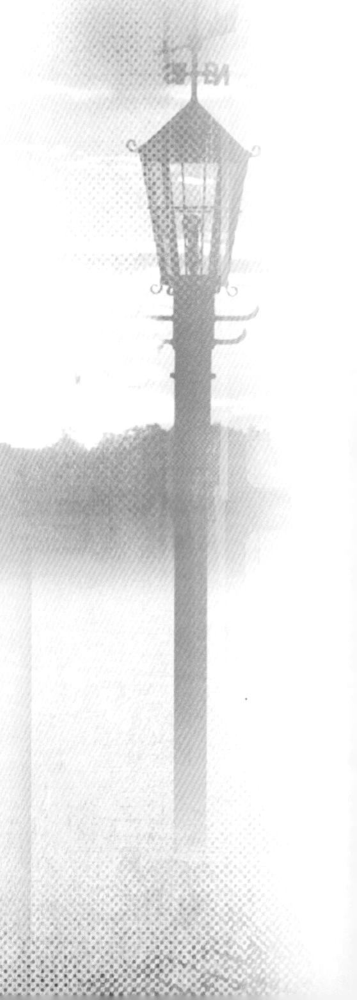

事。雖然這些故事沒有明說，卻從他所創作的電影裡，逐漸地浮現出來。

在電影理論的發展史裡，作者論也是一個重要的分水嶺。從早期好萊塢片廠制度開始，電影往往是共同創作的，導演只是龐大環節中的一部分。後來作者論興起，才開始把導演拱上電影作者的位置。

如果一位導演的電影作品，在形式風格、甚或主題意義上，有著統一、延續的特色，那這位導演就可以被看成電影的作者。

作者論的最大上綱，就是認為：導演的所有作品是其人生觀的反映，且是用電影創作來面對生命困境，並尋找解答。

所以，導演透過電影藝術來訴說自己的生命故事，並且從電影創作中，不斷地重新訴說、解構並重構自己的生命。

希望這些導演的「人性」可以帶給我們，在面對自己的「人性」時，更深刻的思索。

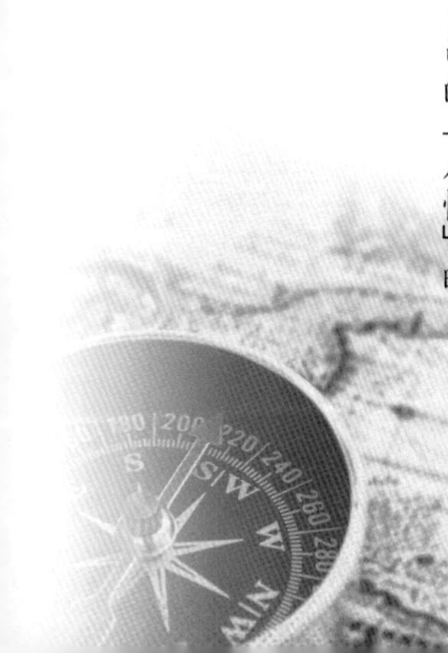

小津安二郎式的鄉愁

大學時期就喜歡日本導演小津安二郎。說不上為什麼，也沒有影評人那種言之鑿鑿的論述，就是喜歡他作品的調調，還有他的人、與生活呈現出來的那種感覺。也許部分是經由認同，我讓自己變成了他；或者走進他的電影，過著電影中的生活，就會感到很平靜，也很安心。

這種喜歡近乎一種鄉愁，是有一定距離，卻很熟悉的。當然擁有這種鄉愁的不只我一人，我們可以看到許多人跨越時空，表達對小津的熱愛。譬如德國導演溫德斯便拍了一部《尋找小津》(*Tokyo-Ga*)；侯孝賢導演也在小津百年冥誕之際，應松竹片廠之邀導了《珈琲時光》(*Cafe Lumiere*)。這兩部電影都漫遊在現代的日本東京，試著覓回小津的身影，或者對已逝的美好時光發出喟嘆。

而所謂的小津式的鄉愁是什麼呢？我們可以從他獨特的影片風格與內容勾勒出輪廓。小津安二郎是一個形式主義者，他對電影美學有著獨特的堅持，這些「堅持」歸納如：榻榻米式低角度攝影、固定畫面與構圖、人物相似形狀的配置、禁用大動作、演員面對著攝影機說話、安定的畫面、剪接直接使用「切」，而不用「淡」或「溶」、隔幕間以空鏡頭帶過、演員表演節奏的配合，以及形式化的演技。

這些特點傳達出一種精神況味：平淡、克制、間接、靜觀、低調、原汁原味，往往讓人想到品嚐日本料理的經驗，就是在一種儉約的形式中避免了各種虛妄的幻象（當代的好萊塢電影最擅長這種幻象的製造），反而更接近心靈的真實，回返心靈的原鄉。

小津的電影內容，也呈現出日本庶民生活尋常卻詩意的美感，或者家庭生活的人倫之美；這種美感隨著日本戰後資本主義的入侵，逐漸衰微，形成一種普世的鄉愁。小津認為這種失落乃生命無常的顯現，而他的電影更以包容與幽默，處理了大量關於如此失落與無常的題材。

以他的風格奠基之作《晚春》（*Last Spring*）為例，便是典型的待嫁女兒與依親情結的題材。片中女兒與父親相依為命，生活洋溢著平淡與幸福，即使自己婚齡已過，甚或婉拒心儀對象的邀約也不以為意。但父親不願耽誤女兒的婚事，於是謊稱自己即將再娶，不惜讓女兒傷心（死心）而答應出嫁。婚禮前，父女相偕去京都旅行，也鋪陳出女兒在旅行將結束時對父親的一番告白。

這段告白即使是在現今看來，仍有濃厚的「戀父情結」意味。但是女兒的任性告白卻被父親理性地遏止了，父親除了要女兒別為自己擔心之外，也陳述自己行將就木，而女兒即將展開人生，面對這樣的人生轉折雖有不捨，但仍要勇敢面對，以行動追求幸福。最後，女兒結婚那晚，父親獨自回家，孤單地坐在客廳裡，百感交集地削著蘋果。當我們看到果皮終究被割離果肉時，這才感受到面對空巢的父親心中的失落。最後一個空鏡頭，是鎌倉海邊的浩浩潮水，彷彿代表著父親心中的奔騰，也似乎代表著時空對這種失落的撫平。

《晚春》後來被重拍成《秋刀魚之味》(*An Autumn Afternoon*)，片中露骨的戀父情結後來被劇本的結構與新加入的元素沖淡許多。耐人尋味的是這部電影完成的年分 (1962) 與小津喪母的年分同一，小津重拍這一個題材，作為自己對母親的悼念，也成為自己的遺作（1963 年去世），這種巧合不得不叫人慨然。

小津是父母極為疼愛的小孩，兒時雖然功課不好，卻也沒承受太多壓力，也因此他可以自由自在地探索自己；直到他找到自己所熱愛的電影並以此為業，人生才有了新的方向。他一生的情感很低調，人們難以窺其一二，比較令人印象深刻的是中學時期的「稚兒事件」，也就是當時學長流行寫情書給愛慕的學弟（其中不乏肉體關係），當時小津因為這件事情被校長嚴辦並趕出宿舍。雖然日後甚少人在此事件著墨，但是依小津後來終身未娶推測，小津極有可能是個同性戀者（也有人說是小津生性對異性害羞，所以未娶）。

另方面，小津的依親情結就很明顯，後半生與母親同居，和媽媽的感情很好。事實上，小津後來足以傳世的諸多作品，大抵也都以父母與子女之間的感情與分合為經緯，很難不說是藝術家內在情感的投射。

在拍《秋刀魚之味》期間，小津母親病情急轉直下，去世時也未能見到最後一面。喪母之後的小津在日記上寫著：

大地於今春回，櫻花仍故飛飛
懶慢之人，獨對秋刀魚之味
是以
春花呀，紛如憂絮
酒腸啊，苦似黃蓮

這回連他最愛的酒，嚐起來也苦似黃蓮，小津就是以這樣的心情完成他的最後一部電影。之後不久，喪母的小津也因為腫瘤去世，足見喪母對他的嚴重打擊。令人不勝唏噓的是，小津在《晚春》與《秋刀魚之味》中，都能讓主角順利地克服依親情結，開啟往後人生道路；然自己卻無法擺脫對母親的眷戀，母親走後，小津的藝術以及自然生命都因此而劃下句點。

導演檔案

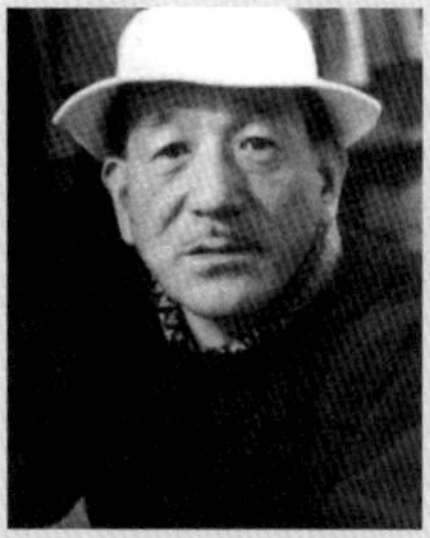

小津安二郎（1903年12月12日—1963年12月12日），生於東京都深川。1923年進入松竹映畫的蒲田攝影所當攝影助理，1927年正式升格為導演。早期他廣泛地拍攝各類影片，其中又以青春喜劇類居多；戰後則主力於以一般庶民日常生活為主的小市民電影，對於社會轉型中的家庭著墨甚多，尤以《晚春》、《東京物語》(*Tokyo Story*)為一生中的代表作。小津以低視角仰視的拍攝方式獨樹一格，也成為後來其他導演的效法學習對象。

阿莫多瓦與寂寞的我

阿莫多瓦能夠存活下來，且成為舉世聞名的藝術家真是一個奇蹟。他從小被學校的修士性侵，在尚未發跡之前，曾經過著浪蕩的生活。他的作品雖然熾情狂野，但卻瀰漫著一股純真的況味，這種真人氣質在現實的領域裡面鮮能存活，唯有藝術可以涵容。

每到週日，最享受的一件事情就是在黃昏時分，開車到東華大學帶領電影團體，在乾淨簡潔的學習中心，挑高的空間迴蕩著清爽的寂寥，常常讓我誤以為自己身處異國，一圓留學夢。隨著秋意漸深，可以感覺自己的心情也微妙地低沉複雜了起來，很容易感傷，卻也多了很多靈思曼想。

記得那晚帶領完阿莫多瓦的電影《壞教慾》的討論，一個令人印象深刻的女學生勇敢地跑過來跟我說：「老師，我想告訴你，我認為你在宣傳海報上這樣介紹阿莫多瓦，對他很不敬……。」女學生的話先是讓我一驚，不過，我想女學生真正不悅的應該是針對——我竟然會驚訝阿莫多瓦可以存活，尤其是對她這麼喜愛的藝術家，真是一種褻瀆。

她的話讓我思索良久，我深知自己絕不可能褻瀆這位我也甚為喜愛的電影大師，寫下這段文字最多的只是心疼與感嘆；但當我靜下心來審視自己的內在情結，我知道其實是自己過度投射了。我常常覺得自己內心的感情世界跟阿莫多瓦是很相近的——過度浪漫的無政府狀態，偏執激情的狂野難馴，標準的享樂主義者，卻也有令人動容的純真。

所以，觀看阿莫多瓦，就像是觀看著自己雙生兄弟所拍攝的電影，常常內心是驚呼的，總是滿到喉頭的那種興奮與莫名的痛。看完電影，更多的是寂寞，因為我知道這種人在文明世界之邊緣，其孤單不足為外人道。

阿莫多瓦出生在西班牙的鄉下地區，家裡是賣酒的藍領階級，村落的精神生活被天主教會所主宰。據他回憶，教會常常用地獄來控制人心：

他們要把我塑造成一個聽話馴服的人，因為對地獄感到恐懼，而逃避這種恐懼唯一的方式就是避免跟大家做不一樣的事，這是非常可怕的事情。

但是當他發現地獄並不存在時，就沒什麼好怕了，也就沒有什麼不能做了。阿莫多瓦自小就發現自己是同志，這種感覺很像是「外星人降落在法朗哥王朝的宮殿中」，同志的認同帶來莫名的邊緣感，後來卻成為自己創作的動力。他在青春期看了《熱屋頂上的貓》(*Cat on a Hot Tin*)❶，就立志要過一種「邪惡的生活」。只不過這個願望一直要等到十八歲離家，浪跡馬德里之後才可能實現。

童年時期的阿莫多瓦因為生就一副好歌喉，在教會合唱團擔任獨唱，十歲時學校的神父要他改唱主堂神父喜歡的"Torna a Sorrento"，在聖守護神日那日獻給他。沒想到那一晚，阿莫多瓦的身體成為爛醉如泥的神父激情的對象，而且，這不是第一次，也不是最後一次。後來阿莫多瓦在接受訪問時，坦承了這一段性侵害的回憶，扭曲了他的童年生活。

我是被虐待了，在十歲；一個尚不能防衛自己的年紀裡，親眼目睹這些原本代表上帝、代表社會的人這樣的言行，實在是令人難受與矛盾的一種經驗。而且這種事情你並不願意讓父母知道，所以就成為一種夢魘。

> 因此我變成一個非常孤獨的人，於是在內心創造了另一個世界，好讓自己躲到裡面去。
>
> 電影就像是一扇夢幻之窗，我確定我從中看到的世界比我生活的世界更為有趣。

阿莫多瓦在1968年來到馬德里，當時法朗哥政權正瀕臨瓦解，一切百廢待興，處處生機盎然。這時候他在電信局找到一份「對精神與創作生活無益的工作」，卻可以支持他夜間的另一種生活。他與嬉皮朋友們廝混，唱歌、畫畫與表演，此外，便是不停的寫作。他自剖這種心境為：

> 我有一種天職，一開始就知道自己要什麼，而且全心投入。我每天寫作只是忠於這種天職，這種忠誠讓我不至於發瘋。

1974年阿莫多瓦買了一臺攝影機，拍攝了一系列手工式的作品，題材包含了我們很熟悉的足球、搖滾、嗑藥、性愛、飆車、性別越界。之後在朋友的鼓勵下，拍攝了讓他一炮而紅的《鄰家女孩》(*Pepi, Luci, Bom y otras chicas del montón*)，這部電影使阿莫多瓦成為西班牙的地下文化旗手，並逐漸開展他後來璀璨的電影生涯。

我們可以在以上的回顧裡頭看到藝術對心靈的救贖。阿莫多瓦可說是充分運用他的電影去表達生命早期，對「父權」代表的律法及禮教的偽善，去作反抗與諷刺，還有他身為性別異議分子源源不絕的生命力。我們可以在這裡看到典型超我以及本我的爭戰，自我也就是代表意識覺知的藝術與電影，在這裡做了很好的中介與協調❷。如果沒有電影創作，阿莫多瓦恐怕會在這種強烈矛盾的撕裂下瘋狂；他對生命的放逐與冒險如果沒有藝術回過頭來咀嚼與反思，也可能會讓他變成一個一事無成的敗家子，甚或是流浪漢。

多虧電影藝術讓他的生命難題可以化解；也多虧阿莫多瓦，才讓我們可以拋卻禮教綑綁，對本我發散出來的慾望、激情、性別越界等瑰麗能有更深的體會；更多虧阿莫多瓦的電影，讓我們可以對這些社會的邊緣人多了一種更深的同理。

阿莫多瓦的直言無諱曾經造成兩極的看法：喜歡的人欣賞他的辛辣活

潑；不喜歡的人批評他譁眾取寵。這種褒貶參半的現象在他中年以後漸趨平緩。從《窗邊的玫瑰》(*La Flor de mi Secreto*)開始，緊接下來讓人泫然欲泣的《我的母親》(*Todo Sobre MiMadre*)、《悄悄告訴她》(*Talk to Her*)，我們可以看到一個更上層樓的阿莫多瓦。不再是年少輕狂，而是多了更深的諒解與溫柔，去撫平並包容生命中的偽善、無常、殘缺與狂野。甚至對於他慣常歌詠的激情也多了一分反省、對他習慣挑戰的父權也多了一分憐惜，這種變化在他回顧童年性侵歷史的創作《壞教慾》中表露無遺。典型通俗劇中好壞二分的對立被拆解了，多出來的是對生命創傷的憐憫與喟嘆(不管是對性侵者與被侵害者)，以及對藝術與愛所帶來救贖的無盡感激(就像是片中的導演以及一心想要成名的演員)。

阿莫多瓦選擇了電影藝術作為存活於世的方法。藝術為他帶來了國際性的喝采，一個邊緣人在世界上覓得知音是一件多麼值得欣喜的事情，多少可以化解生命道途的寂寞。

反觀自己，選擇了心理治療作為療癒之道，這種內隱與低調的行業往往滲透的卻是更多的寂寞。我知道自己的旅程才剛剛開始，在晤談室內進進出出，彷彿在尋找某種孤獨卻澄淨的光線。

我花了生命中大部分的時間聽人家說話、跟自己對話、不停地書寫，心中深深知道這段旅程永無終止。然而，要是可以在中途遇到一點知音，也足堪告慰我狂妄無知的心情了。

❶ 此片又譯名《朱門巧婦》，是 1958 年由伊麗莎白・泰勒 (Elizabeth Taylor) 與保羅・紐曼 (Paul Newman) 主演的經典老片。描寫同性戀丈夫讓獨守空閨的妻子抓狂的故事。

❷ 本我 (id)、超我 (super-ego) 與自我 (ego) 是佛洛伊德提出的人格結構。本我是人類動物性的一面，追求慾望的滿足；超我則是代表父母、道德、法律的面向；自我象徵現實原則，試著化解本我與超我的衝突。

導演檔案

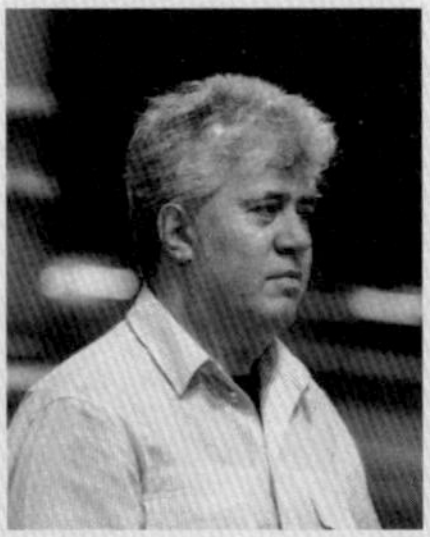

培卓・阿莫多瓦（Pedro Almodóvar，1951年9月24日—），西班牙電影導演、電影劇作家、製片人，代表作有《我的母親》、《悄悄告訴她》和《玩美女人》(*Volver*)等。他的電影特色有著複雜敘事，採用駭人驚聞的通俗劇和流行文化要素、著名歌曲、黑色幽默、強烈色調和場面調度。慾望、激情、家庭和性向認同是阿莫多瓦最普遍的主題。他的作品風靡全世界，已成為世界電影舞臺上一個重要的導演。

侯麥的愛情四季

當法國電影新浪潮幾乎已成為緬懷的歷史，新的電影作者及觀點推陳出新，大器晚成的侯麥 (Eric Rohmer)[1]就像是一方安靜的桃花源，兀自閃爍，極富魅力。著名的影評人黃建業這麼評述他：

> 侯麥的電影就是很舒服，他的一貫性強，風格明顯，原創性高。「四季的故事」系列賞心悅目，從他輕鬆客觀又睿智的角度，看到法國人可愛的一面。

1920 年出生的侯麥和其他新浪潮導演一樣，出身自著名《電影筆記》(*Cahiers du Cinéma*) 雜誌的影評人。直到 1963 年改編自己小說《六個道德故事》(*Six Moral Tales*) 的電影陸續問世，他才登上國際名導寶座。這六部電影幽默又詩意地，諷刺著掩蓋在道德面具之後，遭逢愛情挫敗的可悲男性，獲得國際性的成功。

1980 年開始，侯麥又以法國諺語為靈感創作「喜劇與諺語」系列，看著在愛情中迷惘苦痛的女人，漸次柳暗花明的心理歷程。這系列創作讓侯麥獲獎連連，包括《沙灘上的寶蓮》(*Pauline à la plage*) 拿下柏林影展最佳導演獎；《圓月映花都》(*Les Nuits de la Pleine Lune*) 獲得威尼斯影展最佳女演員獎；被公認最經典的《綠光》(*The Green Ray*) 則奪得威尼斯影展金獅獎。

1990 年開始創作的「四季的故事」系列，則從季節給人的感受切入，一樣令人欣喜。2001 年，老而彌堅的侯麥又重回曾經極為著迷的古裝題材，拍了《女仕與公爵》(*Lady and the Duke*)，還熱情不減地嘗試新的數位攝影。

2002 年，侯麥獲頒威尼斯影展終身成就獎，被譽為「堅持自我，在快速變動的市場需求與美學風格中屹立不搖」的大師。

侯麥的電影，充滿了文學與哲思，透過故事男女的敘說，細膩地鋪陳著自己關於愛情、道德與人生的智慧；劇中人物都飽讀詩書，重視生活品味，對法國中產階級的男女群相刻劃頗深。另一大特色就是曲折世故的心理描繪，任何一個小角色在他筆下，都變得立體可愛而且充滿魅力。其最經典的兩種角色，便是如《冬天的故事》(*A Tale of Winter*) 裡龜毛的女人，與像《夏天的故事》(*A Summer's Tale*) 中沒原則的男人。

愛情宛如四季

侯麥跟小津的電影，最迷人的趣味就在於以小搏大——小津拍了一輩子的家庭，侯麥則拍了一輩子的愛情。這種看似單一主題的不斷重複，其實是想從這種重複裡，細膩地處理人生諸多面向，以開拓無比空間。侯麥的藝術手法就是透過這種微觀，獲致對整個世界的認知。

侯麥電影中永恆不變的主題：愛情。看似瑣碎細小，其實卻是人性中重要的組成。愛情那種源自於身體及潛意識，不知何所來、何從去的力量，常是挑戰自我的洶湧暗潮。侯麥最擅長處理人在遭逢此種非理性力量衝擊時，不斷瓦解又重建的自我認知，還有人際關係錯綜複雜的變化等諸多道德議題。

然而，情慾是最誠實也最自由的。人類想掌控它的企圖不免顯得虛妄，就像試圖掌控大自然一樣，不如順應它的韻律、樂天知命來得更好。從這個觀點來看侯麥何以拍攝「四季」系列，就明朗許多。

侯麥用「季節」來象徵愛情中的非理性力量，以及人如何迎向這股深沉力量召喚的歷程。因此侯麥在「四季」系列少了過去冷嘲熱諷的犀利，反倒多出寬厚醇熟的了解，令觀者動容。譬如看《春天的故事》(*A Tale of Spring Time*) 往往會有「春天就等在隔壁」的微妙感受；片中男女幾乎都帶著「有家歸不得」的荒蕪心境，百無聊賴地困在自己主觀建構的感情世界，度日如年。

然而，侯麥卻不忘鋪陳外在世界的季節感受（不管是都市的陽光，或是鋼琴的樂音，還是觸手可及可愛可親的花草樹木），提醒觀眾「春天其實已經來了」。侯麥溫柔地陪伴著這些掙扎、懷疑與荒蕪的心靈，讓自己在他們的曲折裡百轉千回。這種孕育痛苦的品質難能可貴，讓我們在痛苦的谷底可以體驗與思索人生，卻依然能感受到溫暖陽光的照拂，於驀然回首的剎那頓悟。

簡約的電影形式

侯麥的電影之所以迷人，就在於它素樸的形式，表現在自然的場景選擇、非職業演員的演出，以及寫實的聲音與音樂。《夏天的故事》尤其像是侯麥對聲音（音樂）的示範教材一般，為我們做了一次精心的展演。

《夏天的故事》中的賈斯柏，撥弦彈琴引吭高歌都是順乎自然的真情流露，沒有一點虛偽及造假；再者，電影情節的推演幾乎與賈斯柏音樂創作的萌生，有著不可分割的關係。

片中賈斯柏隻身來到海濱度假，惶惶終日，在無言中試撥琴弦，想要為相約見面的「女朋友」作一首歌。待主動示好的瑪莎出現，賈斯柏的音樂開始浮現逐漸成形。而蘇蘭的示好則讓賈斯柏躍躍欲試，與蘇蘭之間一發不可收拾，此時我們第一次聽到賈斯柏完整地把他創作的歌曲唱出。最後「女朋友」蓮娜終於出現，三角習題導致賈斯柏琴聲已亂，心緒更亂。而一場夏日情緣就此春夢了無痕，賈斯柏也悻悻然地離開海灘……。

侯麥的電影本身就有音樂性（有時候，單單聽演員念白就有行雲流水的音樂情趣），音樂不是傳統好萊塢加味的調料，而是演出的動作本身。此外，音樂與聲音也為劇情營造出一股真實的情感氛圍，更增其電影的獨特魅力。

人性的試探與寬容

侯麥的電影對人性與倫理的刻劃往往令我們拍案叫絕，《秋天的故事》（*Autumn Tale*）❷以一貫的小情小愛出發。我特別鍾愛片中兩位熟女的心情——伊莎貝的刁鑽與世故、瑪格麗的龜毛與脆弱。伊莎貝對寡居朋友的心疼與愛意，後來卻演變成自己中年出軌的騷動與失落；同樣的，瑪格麗對愛情的堅持與朋友的信任，卻換來更多的挑戰與寬容的學習。

影片中的兩位好心紅娘（伊莎貝與羅莎），不假思索的好意後頭卻是自我的盲目與陷溺。讓我想到莎士比亞（William Shakespeare）的《仲夏夜之夢》（*A Midsummer Night's Dream*），那位亂點鴛鴦譜的精靈，在愛情的嘻鬧裡面戳破人生存在的虛幻。導演好心地讓瑪格麗跟傑瑞誤會冰釋，有情人終成眷屬；更溫柔地點出羅莎的迷惘與伊莎貝的惆悵。

在侯麥的世界裡頭，慾望總是流動的，人性與道德在這亂流裡搖晃擺盪，被挑動與試探。也許人可以花心，可以表裡不一，也可以扯出漫天謊言；愛情宛如獅身人面獸般向我們提出難解的謎題，侯麥在這裡卻以中年熟釀的心情為我們一一解答，帶出了存在的根本思索。最後，一切又回歸天清水明的沉靜中。人性雖然不完美，人的探問與掙扎卻顯得很自然也可愛，這就是侯麥的魅力所在。

《冬天的故事》裡頭的費希莉在海邊邂逅完美情人夏洛，未料在分別時，粗心的她留下錯誤地址，兩人從此失去音訊。之後費希莉生下女兒，表示在她內心深處，還是忘不了夏洛。電影中短暫的戀情只悄然現身於開場時靜默的五分鐘；過往的美好，只為了映照出當下的荒涼。

劇情主軸設定在五年後的某幾天，費希莉周旋於兩個交往的男子間，猶豫不決的過程。時值寒冬，耶誕節即將降臨，費希莉在片中穿著笨重的羽絨大衣，不假修飾的外表帶給人一種幾近放棄的感覺——也許是放棄對愛情的信仰，放棄自己可以在愛情裡開花結果的可能。在這種荒涼之中，耶誕前夕暗示著費希莉無望地等待即將得到救贖；果然，後來她在公車上巧遇夏洛，有情人終成眷屬。

侯麥明顯地使用了「冬天」來象徵女主角「荒涼的心境」。片中費希莉跟路易去看莎士比亞的《冬天的故事》，在看到遭受誤解且受盡折磨的皇后從雕像復活成真人時，費希莉無限感慨地掉下淚來。在這裡，皇后象徵費希莉、雕像象徵荒涼的心境，兩組元素形成了耐人尋味的對照。

雕像也提示了費希莉堅定的信仰與個性，她在愛情裡反覆無信且令人氣結的個性在這裡也得到了解答——其實自己忘不了夏洛。宛如雕像般堅定的費希莉，也許遭受旁人的不解與奚落，也差點跟交往中的理髮師移居內維爾（Nevers，在法文中有絕望的意思）；但在教堂的祈禱中，她還是聽從了自己的意志，放棄了這段感情。她如此形容在教堂中的啟發：「我不是在思考，而是看見思考。」

費希莉堅定的信仰讓她成為侯麥自《綠光》以來最動人的角色：

我愛你，但沒有那麼愛你；沒有愛你到想和你一起生活。……不要為我放棄你的信仰，我也不會為你犧牲我的信念。

如此直言無諱的費希莉，剛烈而堅毅的眼神，讓人深深感動。那個讓費希莉寫錯的地址Combevoie（在法文裡有曲折的意思），愛情的追尋也許就是這段曲折的心路。要堅定對愛情的信仰，還是跟隨現實原則過人生，沒有標準答案。

大部分的諮商師會希望案主遵循現實原則，如此可以減輕生命的痛苦；但更耐人尋味的是，生命中對意義的渴求終究還是會超越現實的原則，而人類最讓人感動的地方還是在於這種對意義的追尋。

雖然費希莉跟夏洛重逢後，並不一定是王子公主從此快樂；但是我想，堅定的信仰，以及為了信仰所受的苦難，才是侯麥最想傳達給我們的。

❶ 侯麥從 1958 年接下孕育新浪潮的《電影筆記》總編一職，長達六年之久。當新浪潮風起雲湧時，其作品《獅子的印記》(*Le Signe du lion*) 卻備受漠視，境遇遠不如少年得志的楚浮 (Francois Truffaut)、高達 (Jean-Luc Godard)。

❷ 此片描述熟女伊莎貝為了寡居的好友瑪格麗，亂點鴛鴦譜的故事。

導演檔案

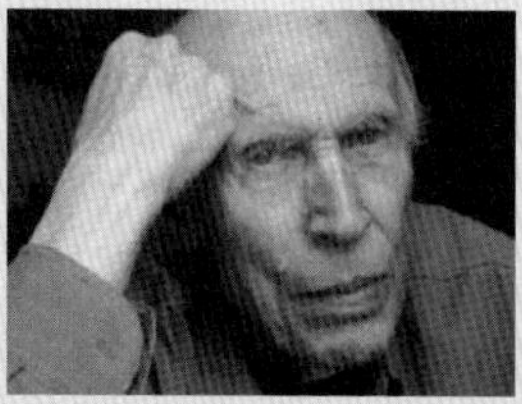

艾力克・侯麥 (Eric Rohmer，1920 年 4 月 4 日—2010 年 1 月 11 日)，生於法國南錫，六〇年代新浪潮運動的重要人物。大器晚成的他直到 1969 年的《慕德之夜》(*My Night at Maud's*) 後，才開始邁向創作的高峰。

他的電影沒有戲劇化的事件，也沒有驚天動地的愛情旋律，而是從日常瑣事中洞穿人性，從大量對話中，辯證男女在愛情關係中所陷入的道德習題。

王家衛的墨鏡

王家衛的墨鏡已然成為他的標誌，為觀者區隔了某種距離，折射出無窮想像。

有回王家衛為戲到中國宣傳，主持人想盡辦法要摘掉他臉上的墨鏡，還是被委婉拒絕。這時他說出聽起來一點也不浪漫的理由：戴墨鏡是因為罹患眼疾、畏光流淚的緣故，隨即從口袋掏出擦拭眼淚的手帕。

然而對潛意識著迷的我，從不相信口說為憑這檔事。不禁好奇：墨鏡作為一種情感的防衛，王家衛的內在小孩到底要訴說什麼？

王家衛這些年陸續拍攝的「上海三部曲」：《阿飛正傳》、《花樣年華》、《2046》，源起於童年的一些記憶。他們家是漂泊到香港的上海人，父親是長年不在家的演員，很像他電影所描寫的浪蕩子，母親總是孤單地等待著丈夫。這造就了小時候的他與母親關係極為親暱；對小王家衛來說，母親的一舉手一投足，所穿的旗袍、所聽的歌曲，都令他心嚮往之。

尤其那些依偎著母親看電影的時光，當戲院暗將下來，眼前織就一片夢境，似乎是專屬於他跟母親的私密空間。最後，這些關於母親的熱愛都濃縮在電影裡；弄堂間蜿蜒曲折的上海，對母親不可逼視的慾望也精雕細琢在影像中，繁華盛開戀物的上海。

《花樣年華》的蘇麗珍不僅成為昔日上海永恆的象徵，也象徵他對母親不朽的記憶。

這種感情想必是極為壓抑的，在電影裡，它如此被傾訴：

以前的人，心中如果有什麼不可告人的祕密，他們會上山找一棵樹，在樹上挖一個洞，將祕密吐進洞裡，然後埋起，好讓祕密永遠不為人知……。

幸運的是，電影創作已然成為這個神聖的洞口，讓他可以道盡一切。只是在他的作品裡，這種熱愛絕美得令人屏息，也彌漫著一股揮之不去的感傷。電影中的男男女女，或者夾帶著輕虐式的調情試探，或者糾葛在愛慾恆常的折磨裡，更甚者，背叛、傷害、拋棄……不一而足。

電影中關於情感的體驗，都被心智分裂成好壞兩種極致：純情與激情、聖女與妓女……。王家衛的內在小孩，周而復始地擺盪其中：神往、漂泊、投注、漠然……。就像是戴上墨鏡的王家衛，表現出一種欲拒還迎的姿態，摘下墨鏡之後，心裡眼底盡是無盡痛楚。

這傷害追本溯源，當然是關乎一個母親所給予小孩的。在《阿飛正傳》裡，萬里尋母的阿飛最終還是被母親所拒絕。導演固執地捕捉他離去的背影，落拓瀟灑卻傷痕累累；被母親拒絕的孩子從此拒絕全世界，注定了一生的漂泊，就像是片中所描述「無腳鳥」的神話。

難怪乎王家衛電影中的愛情時而顯得虛無及暴力，想必是對這種拒絕所發動的攻擊。片中的阿飛將這種攻擊推向情人，不管是對純情女蘇麗珍、或是舞女露露，均無所不用其極地啃噬對方的肉體與愛意，以消耗內心因為不安全與失落所導致的焦躁與憤怒。然而鬥爭的後果只是加深傷口，終究無法收合，徒留無比遺憾。

所幸當我們關注王家衛的電影，可以發現他的內在小孩持續修復這個傷口，也隨著復原的歷程，暴力主題漸次減少。

在《花樣年華》裡王家衛首次讓男主角逼近女主角的內心世界，不再是過往那些被他物化的女性客體。透過偵探式的敘事結構，抽絲剝繭地追索，我們得以從各個角度去理解女主角無法大方去愛，甚或最終「拋棄」男主角的原因。

在這種深具同理心的凝視下，連離別的悲傷都可以預演；男主角涵容著女方的顧慮及難處，扶持著彼此走過失落的傷痛。此情可憫，也造就出華語片難得的深情與浪漫。

《2046》更是透過男主角無意中進駐悲情旅店的2046房，在這象徵時間所區隔出的空間裡，讓他得以客觀地細察那些沉溺在過往的傷痛與虛無。包括了其所聽聞有關《阿飛正傳》的露露為愛瘋狂的悲慘故事，還有他深受觸動所撰寫的科幻故事。故事中搭乘2046列車的旅者，怎樣絕望地愛上了沒有感情的機器人；最重要的，還包括了他自己壓抑卻糾纏的愛情故事。這個象徵性的距離，讓他得以從耽溺中超脫，並毅然決然與種種無名與痴愚揮別。

饒有層次的「上海三部曲」不可諱言已成為影史經典。之後英語製作的《我的藍莓夜》(*My Blueberry Night*)雖被評為缺乏新意，但是從心理的角度，我們欣喜地發現，內在小孩的修復已然發散出新生的力量。

片中同樣為母親及情人所拋棄的咖啡店老闆傑若米，這位傷心的小孩開始有能力處理這分傷痛，他把傷痛化為物品的保留與記憶，保留了前女友給他的鑰匙，也協助店內為情所困的客人保留情傷的鑰匙。

在可能開展的新戀情裡，傑若米沒有恣意揮霍，反倒是耐心地守候著一切；最後流浪的女主角終於回到男主角身邊，在吃下療癒的藍莓派之後，終於換來安心好眠。

男主角望著女主角唇尖沾染的鮮奶油，獻上輕輕一吻。

窗外的夜色隱含著濃郁的失落，以及為這失落的哀悼。我們終於品嘗到這因成熟而來，難得的澹然與久違的甜美。

延伸閱讀

1. 阮青。〈2046悲情記憶領航人——導演王家衛的心理分析〉，《生活月刊》。http://qkzz.net/magazine/1005-0493/2005/01/65931.htm。
2. 張大春（2008）。〈浪漫的定義是信任〉，《印刻文學生活誌》。

導演檔案

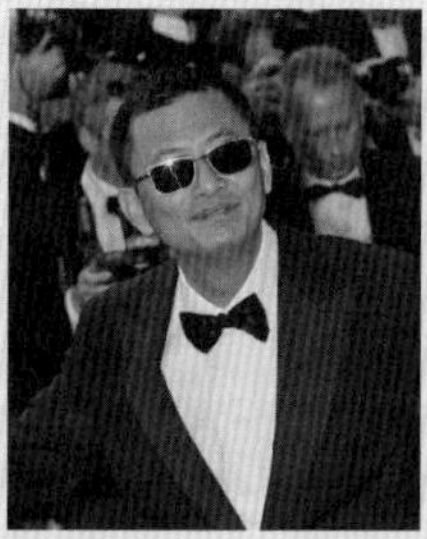

王家衛（1958年7月17日—），香港電影導演，出生於中國上海，五歲時隨家人移居香港。1982年投身電影圈任編劇，1988年開始執導第一部電影《旺角卡門》，1991年憑《阿飛正傳》贏得該年香港電影金像獎最佳導演。其電影作品通常在處理私密、孤獨與困惑的感情問題。他的題材範圍很廣，包括武俠、都市、幻想等，但最終的核心都是關於情慾與回憶。

伍迪艾倫與精神分析

在《大家都說我愛你》(*Everyone Says I Love You*) 中，施特菲對喬說：「記不記得，你老是對事情舉棋不定，想當年，你一下想當精神分析師，一下又想當作家。」

喬兩手一攤，回說：「後來我妥協了，決定當一個作家兼病患，給醫師做精神分析。」伍迪艾倫 (Woody Allen) 在這段自白中說出箇中原由；跟德國詩人里爾克 (Rainer M. Rilke) 一樣聰明的是，伍迪艾倫沒有選擇成為分析師，卻成就了自己的藝術生命。

很羨慕伍迪艾倫富裕到可以接受長達數十年的精神分析（1955 年迄今）。要知道，精神分析療法通常是一週三次，每次的價碼最少兩千至三千元臺幣，也就是一個月要花約三萬元在診療費上，幾乎等同於一個小老百姓一個月的薪水。

除了有錢到可以接受精神分析之外，伍迪艾倫那種持續面對內心矛盾衝突的耐心與毅力，也讓我印象深刻；畢竟精神分析所剖析的，往往都是我們不願意面對的自己。果然，數十年來這位大師中的大師創作不輟，在各類型電影中悠遊自得，永遠都有推陳出新的創意，及對人性深刻的洞悉與思索。

在接受《紐約時報》(*The New York Times*) 的訪談中，他這樣描述自己接受分析的心得：

人們總是嘲笑我：「看看你，做了這麼久的精神分析還是這麼神經質。不僅娶了一個小自己這麼多歲的老婆❶，不敢過山洞，也不敢接近蓮蓬頭。」但不管他們怎麼說，我還是擁有一個豐富多產的生活：工作努力，從不憂鬱。雖不敢說這一切都歸功於精神分析，但精神分析的確幫了很大的忙。別人也許會說，對我而言精神分析不過就只是一根拐杖而已，但依我這年紀，需要的不就是一根拐杖嗎？

不只在生活中接觸分析，伍迪艾倫的電影也深受精神分析的影響，處處可見精神分析的痕跡。在三大導演聯合創作的《大都會傳奇》(*New York*

Stories）中，伍迪艾倫就以精神分析最有名的伊底帕斯情結（Oedipus complex）為題材，拍了《伊底帕斯災難》（*Oedipus Wrecks*）。片中講述一個深受母親控制而苦不堪言的宅男，與女友求助於巫術，神奇地把母親變不見；正當他以為可以喘口氣的時候，未料嘮叨可怕的母親卻出現在紐約的上空，依舊故我地對他破口大罵，讓他幾近崩潰。這種如鬼魅般影響我們一輩子的親子關係，其實也正是精神分析深刻探討的主題。

在《星塵往事》（*Stardust Memories*）中，記者問伍迪艾倫：「有人說你的電影只彰顯了一件事：你是一個不折不扣的自戀狂❷。」伍迪艾倫聽了聳聳肩：「我知道很多人認為我自戀，事實上，把我比喻成水仙還不是最恰當的。」「那什麼才恰當？」記者緊追不捨。他老兄理所當然地說：「是宙斯（Zeus，希臘神話中的主神）。」這段對話把自戀者面對別人的質疑聽而不聞的本事，趣味橫生地表現出來。

不只電影裡出現精神分析相關概念，在《另一個女人》（*Another Woman*），伍迪艾倫更直接透過暖氣機通風口，讓我們偷聽到精神分析現場的談話。那個哭泣而絕望女人的聲音，彷若是中年的女主角內心的呼喊；為此，主角展開了前半生的回顧歷程。

電影裡虛實交錯的場景，師承自伍迪艾倫最愛的瑞典導演柏格曼的《野草莓》，也重現了人們在接受分析對過往的回憶，透過另一個「現在的自己」的觀看與陳述，得以再思索、重構自己的生命。同樣地，之後的《解構哈利》(*Deconstructing Harry*)，那位即將被授予大學榮譽學位的作家，跟《野草莓》被授予終身榮譽學位的老醫師如出一格。伍迪艾倫以他特有的幽默，交織著數篇以真實生活為題材的小說，來說明身為創作人創作與現實的融匯與辯證。他不假遮掩地向柏格曼致意，並不是索然無味的抄襲，反而衍生出諸多意涵與趣味。

伍迪艾倫在作品裡所探討的題材無所不包，簡直可以媲美莎士比亞的劇作；而儘管題材如此廣泛，但都圍繞著一個「人性」主題。難怪有些電影學者會禮讚他「為我們整個文化與時代，做了總體的精神分析」。

最耐人尋味的是不管探討生死愛慾，還是殺戮罪惡，伍迪艾倫都可以擺出一副隔岸觀火的神氣，最後再被他提煉成作品裡特有的喜劇氛圍。在他的極品《罪與愆》(*Crimes and Misdemeanors*)中，兩條故事線交錯著，悲劇跟喜劇不斷辯證著上帝與罪惡的議題，猶如真實人生的複雜對比著他慣有隔岸觀火的姿態，營造出無與倫比的藝術效果。

誠如伍迪艾倫在這部電影裡所言：

面對現實，我們會合理化、否認，也唯有如此我們才可以活下來；如同幽默也是人類處理生命悲劇的獨有的姿態，沒有這些防衛機制來護衛我們的自我，我們也不會完整。

❶ 伍迪艾倫被前妻米亞法蘿(Mia Farrow)控告，他勾引自己的養女順宜，這段官司當時為世人所唾棄。事實上，在他中年時期諸多作品都描述主角擺盪在婚姻與偷情的歡愉與痛苦，對年輕女子的慾望也昭然若揭。但事過境遷，他跟順宜結為連理，婚姻生活也非常美滿，順宜比他小三十五歲。

❷ Narcissus，希臘神祇。因愛戀自己水中的倒影，死後化成水仙的美少年。

導演檔案

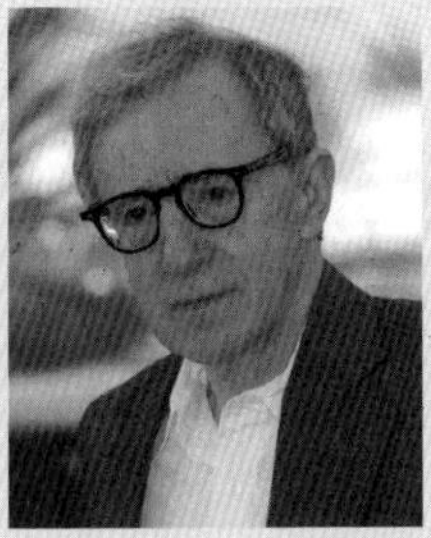

伍迪艾倫（Woody Allen，1935年12月1日—），美國電影導演、編劇、演員、作家、音樂家與劇作家。其涉獵範疇橫跨戲劇、脫線性喜劇，讓他成了美國在世最受尊敬的導演之一。他以速度飛快的電影拍攝過程，與數量繁多的電影作品著名；其電影作品常自己包辦編劇、導演，有時甚至親自上陣演出。艾倫也是一位爵士單簧管手，有時甚至會現身各個爵士音樂季。

李安的父親情結

李安作品中所呈現的父親形象讓人玩味，以作者論觀點看來，不去探究他跟父親的關係，很難一窺其創作全貌。

父親的陰影

李安是一個在父親殷切期望下長大的小孩，作為外省望族的第二代，父親在取名時，就投射了自身國仇家恨以及離鄉背井的感傷。例如「安」這個字，既是江西老家德安，也是父親避難來臺搭乘的永安號。讓人不禁聯想到安身立命，另起爐灶的盼望。

相較於聲名顯赫的父親（師院校長、師訓班主任、救國團主委），童年的李安長得瘦小，個性羞赧而低調，自小身體不好的他，常要掛病號。有趣的是，李安的太太說他到美國之後，還長高了兩公分。這個有趣的發現，讓人不禁聯想——李安的成長期總活在父親的壓力下，有志難伸；直到他外放到美國，脫離了父親的羈絆，才得以活出自我。

在花蓮的八年滿是溫馨的回憶，花師附小的啟發式教學讓李安可以無憂地成長。國小就喜歡表演的李安，還被當時的校長預言他會走向第八藝術。當然這個讚許並沒有得到父親的認可；繼承著傳統，父親認為科舉中第才能光耀門楣❶。

後來父親因升遷到臺南一中擔任校長，舉家搬到臺南，李安這才第一次經驗到文化震撼。不僅從外省眷村轉移到本省臺語的文化，教育方式也從美式開放到日式填鴨。過去認為「學問就是要學就要問」的李安，因為上課太常舉手還惹得老師不太高興。粗心的他，吃上熱辣辣的藤條也是家常便飯。李安回憶起第一次挨打的景象：

進公園國小第二天，我生平頭一次在學校挨打。那天下午五點多，是總算帳的時間。考試不佳的同學全體出列到教室旁跪成一排，依次挨耳光，打完還要鞠躬說：「謝謝老師！」這一巴掌，令我當場眼淚就撲簌簌地往下掉，覺得真是沒法活了！

這種注重分數成就、威權的教育方式，壓抑著李安的成長。少年時期的李安乖乖念書，安分守己，名次總排在中間，無法有優秀的表現。考上南一中後，李安成天都躲著身為校長的爸爸；雖說父親貴為校長讓大家敬他三分，但是李安心裡總有個疙瘩。顯然，父親的愛與校長的威權在這裡混淆了。

李安回憶起考上臺南一中的那個暑假，父親拿了份大學志願表回來，他當時就清楚自己不是念熱門科系的料，於是對父親說：「我都不喜歡，我想當導演！」

這個清楚覺察在當時還被大家一笑置之，不當回事。

兩次大學聯考的失敗是這一連串壓力所顯現的結果，失敗的原因是緊張。尤其第二次考試李安更是緊張得腹痛頭脹，明顯的身心症狀清楚地說明了父權的期望所帶來的壓力，還有內心無言的抗議。

自我的追尋

直到李安轉考國立藝專，生命才出現戲劇性的轉折。他回憶起第一次站上舞臺的感動：

一上舞臺我就清楚地感覺到，這輩子就是舞臺。清楚了，原來就是這麼回事。它擦亮我的雙眼，呼喚、吸納著我的精魄，我逐漸了解，所謂的升學主義、考大學，除了培訓基礎知識與紀律，對我毫無意義。遵循常規，我的一生可能庸庸碌碌；但學戲劇，走的可能就是條很不平常的路。

學習戲劇讓李安找到自己，讓他打從心底感到振奮：

到了藝專後，我才真正面對另一種人生的開始。原來人生不是千篇一律的讀書與升學，我從小到大所信守的方式並不是唯一，其實每天可以不一樣，我有種靈魂出竅的感覺，很過癮。

這個轉變可以說是李安生平第一次跟父親的小革命，至此我們可以看到李安的生命一分為二，從灰撲撲的色彩轉而鮮活起來。

這個結果對父親而言其失望可想而知，他在送兒子北上就學時，因為看了簡陋的校舍及伙食，當下難以言語，回家還哭了出來，一學期讀完後希望兒子重考。但是李安好不容易可以學習自己熱愛的戲劇，當然不從。父子最後妥協的結果就是李安畢業後要馬上出國。

李安投入熱愛的領域，一發不可收拾，像海綿般吸納著大量的養分，這段期間他也接觸藝術電影。某次看完柏格曼的《處女之泉》(*Jungfrukällan*) 後深受震撼，讓他杵在試片間久久無法動彈，心想：「怎麼有人可以用這麼美的方式探問：上帝何在？」

到美國留學後李安轉學電影，東西文化也衝擊著他，不僅開始看禁書，也開始思考文化是什麼？衝突是什麼？性是什麼？對人性更為遼闊的認知，讓他整個人熱血起來。

父親三部曲

以優異成績畢業於紐約大學的李安，本著對電影的熱愛，終於熬過六年的沉潛期，以短少的資金開拍生平第一部電影《推手》，意外獲得許多成功。接下來的《喜宴》、《飲食男女》陸續獲得國外影展的肯定，奠定了影藝事業的基礎。有趣的是，作為他電影生涯的頭三部電影，都是以父親為題材，他自己就以「父親三部曲」稱之；就像小津安二郎在笠智眾身上找到父親的原型，李安也幸運地在郎雄的身上找到父親的身影。

兩人的情誼雖非私人，但是在影像藝術上卻有種相知相惜的默契；我暗想李安透過拍攝郎雄，與郎雄一起工作，逐漸地跟真實的父親靠近，這種靠近有別於中國文化塑造出來威權而疏遠的父親。他曾這樣形容郎雄：

父親是文化交流的一個支柱，是社會裡的一個形象；在郎叔身上，我找到這個形象的所有需求。……他就是中國的父親，他也不要做什麼，但是中國五千年來的壓力好像都扛在他身上，同時他的內在又自然流露出一種幽默感，很契合。……其實私底下，郎叔的話挺多的，打諢插科、天南地北、葷素不忌，和銀幕上的父親形象並不一樣。

父親三部曲所設定的基調都是從衝突開始，這些衝突基本上來自於文化環境的改變，晚輩在這個過程中都試著盡孝道。如《推手》中的兒子帶父親來美國居住；《喜宴》中的兒子為了讓父母開心而假結婚；《飲食男女》中的大姐寧可老大不嫁也要守著父親。可是在孝道與自我之間卻有拉扯，戲劇性也應運而生。譬如《推手》中的兒子夾在父親與妻子之間進退兩難；《飲食男女》中的女兒長大了，因著感情與事業陸續離家。

片中的父親也隨著作品開始成長、改變。如《推手》中的太極拳大師雖拳術高超，但個性固執不知變通，無法度過人生這一關；《喜宴》中的父親對孩子的同性戀傾向心知肚明，但為了保留顏面也只好默許。到了《飲食男女》，權威盡失（片中以喪失味覺暗喻）的父親，親自掌廚家庭聚餐，女兒卻各個食之無味；但是後來勇於追求黃昏之戀並變賣老家的，卻也是「勇於改變」的父親。

《喜宴》中的結婚場景完全翻拍自李安自己的經驗。那場父親打盹、兒子湊過去量其鼻息的戲也是他的親身體驗；這場戲把兒子對父親的愛含蓄卻深刻地表達出來，不落俗套。就算不是取材自真實生活，李安透過電影所流露的感情還是動人。如《喜宴》中的假結婚看似皆大歡喜，其實卻是老小無奈妥協的結果。最後一場戲，年邁的父母在晦暗的通道裡離去，兒子含淚的注視下，曾經叱咤風雲的老將軍在機場安檢前高舉雙手；這極具象徵意味的「舉手投降」，充滿了許多落寞。李安觀看父親的目光，充滿了溫柔的同理，面對父親威權的態度不是一味地反抗，而是在壓抑與無奈間，用堅韌的意志與柔軟的心求取平衡。

《飲食男女》也是一樣。盡得父親廚藝的真傳、也最叛逆的二女兒，雖然沒有依著父親的期望長大，竟然是對老家感情最深的那個人；當老家要變賣，因不捨而流下眼淚的也是她。最後一場戲，老家荒蕪了，每週一次的聚餐換二女兒掌廚；在這場傷逝的戲裡，父親吃了女兒的菜，竟然恢復了味覺。女兒那一聲「爸」，把遺落已久的父女感情又連結起來。

李安藉著拍攝父親三部曲，修通了自己的父親情結，連他自己都說，經過了這三部電影，父親的壓力在他身上慢慢解除。也因為解決了這個議題，他的藝術才可以更往前進，挑戰不同面向的題材。

儘管李安得獎連連，父親還是希望他可以轉行教書，輝煌的電影事業始終沒有得到父親認可。直到他拍完《綠巨人浩克》(*The Hulk*) 身心俱疲、萌生退意時，父親才貼心地對他說：「別管那麼多，戴上鋼盔往前衝，就對了。」

只可惜父親在說完這句話不久之後就過世了。對他來說，父親的過世代表一個時代的結束，他的作品也因此產生重大的轉變；這時候出現的作品就是把他推向大師地位的《斷背山》(*Brokeback Mountain*)。

李安在父親去世後，雖然失去了父親所代表的安全與穩定，但他也感覺自己自然地擔起了父親的角色；母親、弟弟、家人就這麼以一家之主的態度相待，文化家族的傳承就這麼無聲地延續。但我們相信李安所承載的父親角色將有更豐富的面貌——不再是威權的父親，而是深具同理的人文父親，可以帶給熱愛電影的後輩溫暖與啟迪。

❶ 李安的父親當時希望兩個兒子一個可以當交通部長，另一個可以當教育部長，完全是科舉制度的思維。

延伸閱讀

1. 李安的「父親三部曲」參考網站：http://ent.big5.enorth.com.cn/system/2009/02/03/.shtml。
2. 文中李安的引述來自：張靚蓓 (2002)。《十年一覺電影夢》(時報)。

導演檔案

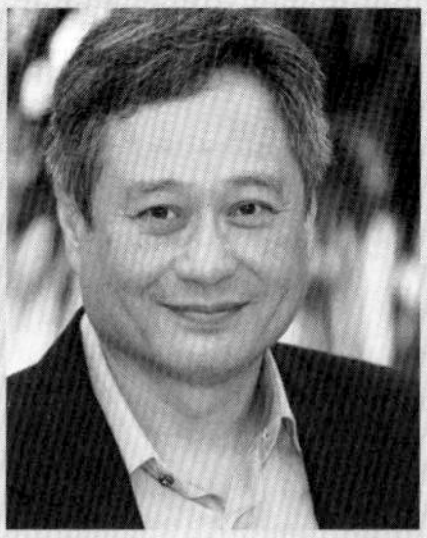

李安（1954 年 10 月 23 日—），生於屏東縣潮州鎮。自紐約大學電影研究所畢業後，因未得拍片機會而在家當了六年「家庭主夫」。1991 年，臺灣中央電影公司找他拍攝《推手》一片，方才一戰成名。李安以西方電影技巧、隱約的批判觀點來表達個人自由的追求，重新與傳統華人文化展開對話。他的電影具有濃厚現代感和生活感，同時也對西方文化有非常細膩的體驗。

如果柏格曼是我的個案

親愛的柏格曼(Ernst Ingmar Bergman)：

最近臺灣推出柏格曼影展(編註：指2018年8月在臺北、臺中舉辦的「柏格曼百年紀念影展」)，重新包裝出版了你的作品，透過精準的現代主義形式，深刻完美地表達出人類深處的情感，使你成為大師中的大師。

你的電影，拍出了二戰之後精神的空虛、憂鬱、還有自戀問題，特別是資本主義導致家庭解組，父母能給孩子的時間愈來愈少之後，導致的情感匱乏。

電影學者阿姆斯(Roy Armes)稱你為破碎的藝術家(the disintegrated artist)，你的電影涵蓋了心理疾病的每個面向，並且運用絕美的視覺與聽覺的藝術形式，表達出抽象與哲學的面向，這是任何一個導演都無法超越的。

你於1918年出生於瑞典，身為路德教牧師的兒子，成長過程沉浸在嚴格教條與原罪的影響，自小你對偶戲和電影著迷，再加上北歐豐富的文學

（史特林堡）、哲學（存在主義）背景，成為你逃避現實痛苦的出口，並且豐富你精神的土壤。

你在自傳中揭示了可怕的童年，出生時差點死去，兒時體弱多病，讓你失去求生意志。母親對你時而溫柔時而拒絕；父親則是一位嚴格、講求完美的獨裁者，總是在恐怖的體罰之後，儀式性地要求你親吻他的手，這樣才能免去你的罪過。其他的體罰包括不准說話，關在衣櫥裡，如果不小心弄髒自己，會被迫穿上裙子。哥哥也常欺負你，你也曾因為忌妒試圖弄死剛出生的妹妹。

在記憶中，你曾於家旁的醫院附近，親眼目睹了腐爛的屍體以及殘缺不全的器官在爐中火化。你說：「對於一個孩子來講，毫無疑問這是創傷，但我愛上它。」

其他的精神痛苦包括驟然的憤怒，假裝生病以博取同情，告訴同學父母把你賣給馬戲團，也曾持刀追趕同學。這種不穩定的狀態持續到青年時期，你說：「如果我感到任何攻擊，就會像受驚的狗般反擊。我不信任任何人，也沒愛過任何人，當然也沒被愛過。」在《柏格曼的繆思情緣》

(*Liv & Ingmar*) 中，你一生的摯愛——著名演員麗芙烏曼 (Liv Ullmann) 將你描繪為自負、控制、易怒、極度佔有，如此狂暴的個性亦復如是地對待同事與後輩。同時你也受到胃痛、過敏、恐懼、強迫症狀、甚至幻覺的困擾。

在《柏格曼：大師狂想》(*Bergman: A Year in a Life*) 這部紀錄片中，描繪了你如何將這些精神的痛苦轉化為才華洋溢的藝術，雖然集中在短短的1957年，卻清楚地點出了你如何用藝術抵抗內心的崩潰。

你透過電影創作來掌握童年創傷，宣洩攻擊性，滿足全能自戀的掌控感，並且改寫殘破不堪的過去。你 (1981) 曾說過：「藝術的實踐是一種驅魔儀式」，你為自己創造了「夢、感官體驗和靈思妙想，也大膽地表達了歇斯底里、精神病、宗教的狂喜與無恥的謊言」。你在領取荷蘭著名的伊拉斯謨獎時 (1965) 提到藝術對自體的鏡映功能：

> 藝術創造表現在我身上一直是種飢渴……，猶記得童年時期就需要展示我所取得的成就；畫畫的進步，牆上擊球的能力，水中的一踢。我非常

需要藉由大人的關注來體現自己現實的存在。對我來說，似乎未曾對周遭的人感到興趣。當現實無法滿足我時，我便做好準備，使用祕密的偉大故事來款待我的同伴。讓人們傾聽，回應，讓自己活在溫暖陪伴的需要依然存在。隨著寂寞的監牢將我團團圍繞，它變得愈發強大。明顯地，電影應該是我選擇的表達方式。

親愛的柏格曼，我總會想像，如果你是我的個案，走進我的診療室，在躺椅上述說著你的創作與故事，會是怎樣的光景？

野草莓：關於自省

很難想像你三十歲就拍出《野草莓》(*Wild Strawberries*) (1957)，透過一位老教授開車前往隆德受獎，沿途回憶歷歷在目，進而省思自己滿目瘡痍的人生。你曾說 (1990)：以薩這個角色就是自己，是個「隔絕所有關係」的獨行俠。那時或許你已意識到自己活得愈來愈像父親，嚴肅而自戀，全然深陷在自己的孤獨裡。

電影開場便是駭人的噩夢，一具長得像自己的死屍試圖把以薩拉進棺材。提醒他除了肉體的衰亡外，還有另一種衰亡更恐怖，就是心靈的死亡。以薩雖然事業成功，生活卻是一片荒蕪。不僅與兒子疏離，對陪伴多年的僕人無感，就連媳婦瑪麗安也說：「你是一個自私無情的老古板，除了自己以外，對人毫不關心……在你仁慈的外表下，就像指甲一般堅硬。」

你透過配角無情地批判以薩，像在憞憞告誡自己。初戀情人莎拉對以薩說：「看著鏡子，以薩，我會告訴你你的真面目。你是一個行將就木且憂心忡忡的老人。」當莎拉告訴他即將嫁給其兄長時，以薩淡然處之，沒有顯露出受傷的樣子。莎拉因此對他說：「作為教授，你該知道自己為何受傷，然而你卻不知道。你知道很多，但你什麼都不知道。」凸顯了精神分析師比昂 (W. R. Bion) 說的負 K (negative knowledge)，那種缺乏生命歷練的假知識。在另一場夢境中，以薩目睹妻子出軌，她跟情夫抱怨以薩像冰一般冷酷。最後，考官宣判以薩考試失敗，懲罰就是終身孤獨。

以薩醒來，告訴瑪麗安自己做了奇怪的夢，像在表達清醒不想面對的種種……，以薩說事實上自己已經死了，雖然還活著。他的坦露促使媳婦坦言懷孕，但因丈夫（以薩兒子）對生命絕望竟然希望她墮胎，但她堅持把孩子留下來，因為她想終結以薩家族連綿不絕的「冷、死和孤獨」。

受獎儀式上，以薩看起來平靜而悲傷，透過省思自己的人生，重新感受到對人的關心和了解，透過修補受創的自戀，以薩得到老年的智慧，不僅接受死亡，也讓生命圓滿。在電影結束之際，以薩放下身段與僕人言和，最後的長鏡頭暗喻著理想化自體客體的召喚（片中以父母作為象徵，正是所有健康自戀的源頭），以薩躺在床上，心滿意足地幻想著莎拉幫他找到父母。遠處，他們正在湖邊釣魚，親切地朝他揮手。年老的以薩像個孩子被陽光照耀，安然睡去。

拍攝《野草莓》時正是你事業的高峰，當時你還年輕，卻沉溺於工作，情人不斷，無暇照顧孩子，深受胃疾與焦慮症所苦。透過《野草莓》，可以感受到你在內心深處如此渴望愛，卻豎立起堅硬的外殼，或許是因為太敏感，一點挫傷也能讓你痛不欲生，但也因此造就你的孤獨。透過以薩教授，你才願意卸下盔甲，深情告白，願意原諒自己與他人，重新連結。

電影中你對一個行將就木的以薩進行嚴厲的批判，在在叫人不忍。然而有那麼一剎那，當這些配角厲聲控訴以薩教授的同時，讓我彷彿看到你正對著冷酷待你的父母，發出那種深切、綿延不休的怨懟。如此養育下的小孩，很難相信自己天生可愛，值得被愛。那些對愛的渴求，就像刺蝟在寒冷時想找同伴取暖，但稍一靠近，卻又刺傷彼此。我想，終其一生你就是使用電影創作來修補這個未被愛夠的自己，讓自己相信值得被愛，也才能繼續愛人……。

第七封印：理想化的幻滅

同樣拍攝於 1957 年的《第七封印》(*The Seventh Seal*)，深受當代知識分子的喜愛。故事描寫歷經十字軍東征信仰動搖的騎士，和他遊戲人間的侍從，回到被瘟疫肆虐的故土。

在一個多岩的海岸，因戰爭而疲憊的騎士正在祈禱，死神默默拖著黑色斗篷，敷著慘白的臉，現身在騎士面前，告訴他大限已到。為了挽救自己的性命，騎士以象棋向死神宣戰，如果他獲勝，將會倖免於難。這是騎士與死神在海邊博奕的著名場景。騎士向牧師呼求上帝，承認自己對人漠不關心，希望可以得到來自上帝的訊息。上帝卻保持沉默，為此騎士認為生命毫無意義。就在關鍵的一刻，騎士發現牧師是由死神喬裝，讓自己幸免於難。侍從則像騎士另一個化身，認為榮耀上帝而犧牲千萬性命的十字軍非常愚蠢。有意識地拒絕崇高理想，以輕鬆虛無的姿態護衛自己。

他對死神咧嘴而笑，嘲笑上帝，嘲笑自己，對女孩們微笑。他的世界只存在自身。認為萬事萬物皆荒謬，就連自己也是。天堂是個笑話，地獄也差不了多少。

所有的絕望最後在人道主義的關懷下得到救贖，最後騎士決定幫助一個充滿關愛的家庭，在與死神對奕時，騎士故意將棋子從棋盤落下，藉此分散死神的注意，好讓那個家庭可以逃離死亡魔掌。

無奈電影結束時，在另一個著名的場景中，山陵線襯映著天際，死神揮舞著一把鐮刀，引領所有人，手牽手跳著舞，走向死亡。

柯胡（Heinz Kohut）在《自體的分析》（1971）中，認為幼兒藉著理想化父母來讓自己感覺強壯、充實和完整。通常，父母對子女恰到好處的挫折，與自身侷限所帶來的幻滅，使得孩子的理想化得以逐漸減弱。這個過程促進了內在的轉化——於是新的心理結構得以形成，承擔了以往由理想化客體所執行的功能。然而，如果孩子對父母的失望是嚴重而創傷的，那麼轉化的歷程就會受到損害。使得孩子發展出有缺陷的超我（superego），不斷尋找可以與之融合的外在理想化身。更嚴重的是，內在太過理想化的超我，往往成為死之本能的集散地，讓我們對自己進行無盡的鞭撻。

在《第七封印》，可以看到你與嚴苛的父親（死神化身）進行搏鬥，一方面你想保留內在完美的父親形象（上帝），相信他的教導；另一方面也深切體會，如此不合時宜的教導將會使你步向滅亡。這也可以解釋何以在你事業成功之際，生活卻一片紊亂，並深受焦慮與胃疾所苦。

後來你也認同並繼承了父親的形象，成為電影界與劇場界的暴君。在拍攝《冬之光》（*Winter Light*）時為了指導男主角扮演絕望的牧師，不惜欺騙他痼疾惡化，並且請工作人員疏遠他。與麗芙烏曼同居時也禁止她外出社交，一個短短的購物行程，也會站在大門分秒計較地等她回來。甚至在你過氣時，因為忌妒後起之秀不惜公器私用嚴懲與羞辱他。

這種潛意識的傳遞，體現在《第七封印》便是最後誰也逃不出死神（超我）的陰影，只能求祂下手輕一點，不要把我們折磨得面目全非。

沉默：空洞的抑鬱

《沉默》(*The Silence*) (1963) 甫一推出便舉世譁然，這部電影對性、同性戀、亂倫慾望的大膽描寫，觸怒了保守派與女權主義者。

本片是繼《穿越黑暗的玻璃》(*Through a Glass Darkly*) (1961) 和《冬之光》(1963)，宗教三部曲的最後一部，儘管沒有明確提及宗教。柏格曼解釋說，《沉默》代表了上帝缺席後的沉默，「一種意識形態和生活方式的崩解」。

整部電影讓人揮之不去的就是主角落腳的異國旅店，姪子約翰漫無目的地穿越巨大黑暗的巴洛克走廊，幾乎無人入住，彷若內心空洞的展現。

鏡頭代表上帝之眼，冷漠地望著一對疏遠而孤絕的姊妹，一位被忽略的孩子，在異國旅店忍受著肉體的痛楚，不斷地性交，漠然地死去。

姊姊埃斯特罹患絕症，背負著刻板教條，情感壓抑，嚴格地監控著妹妹安娜。冷若冰霜的她，仍會偷窺妹妹洗澡，趁妹妹熟睡時撫摸她，再回到房間自慰。妹妹離開旅館時，埃斯特感到心碎，僅能回房用食物填塞自己的胃，身體的飢餓象徵靈魂的空洞。

妹妹安娜性感狂放，不斷上演出走與性愛狂歡。某次安娜返回旅館，埃斯特檢查她剛脫掉的衣服，注意到有髒汙，厭惡地扔在地上，致使安娜警告埃斯特：「管好妳自己！別監視我！」這段插曲強烈顯示出埃斯特對安娜的入侵。

某次安娜漫無目的地在走廊游盪，無端跟服務生做起愛來，在完事後，安娜說：「真好！我們彼此不用理解真好！」這句話顯示某種溝通障礙，無法言語的抑鬱僅能透過性愛釋放，跟他人產生意義的交流太過麻煩與恐怖。

安娜與埃斯特關係充滿張力，在一次相互對峙中，安娜攻擊埃斯特，控訴她的「原則」充滿仇恨。安娜緊接著說：「當父親去世，妳說，我不希望繼續活著，請問妳為什麼還活著？」父親之死象徵著上帝之死與宗教之死。

看《沉默》時，不禁想起你在自傳最後一章與母親的對話，那是在教堂聆聽巴哈時腦中浮現的幻想。

對話中你回到童年，跟小普魯斯特一樣想尋求母親的撫慰，瑟瑟縮縮地探向母親書房，她似乎在書桌前寫日記，享受一人的靜謐。當你詢問母親一些事情，母親只輕輕對你說：「你去跟別人談這些吧！我現在已經很累了！」

當你一試再試，依然不得其門而入，絕望的你對母親抱怨：「我要去跟誰說呢？我連自己都無法說了，妳有時會抱怨外婆不愛妳，把愛都給了那早夭的小舅舅，可是，誰又得到妳的愛呢？」在逐漸升高的絕望中，母親逐漸融化，她的腳不見了，眼睛半閉著，臉孔開始模糊……。

柯胡在《自體的重建》(1977)中推測，有些父母由於自戀，無法鏡映自己的小孩，讓自己化身為小孩的理想化客體。導致小孩內心的空洞與抑鬱——像是自我內耗，孩子為此失去自尊與活力……。

空洞與抑鬱可能讓孩子過度追求性刺激，以填補情感空白，特別當父母具有誘惑性（如片中的安娜與約翰）。在成年期甚至可能會轉向性倒錯，以抵禦潛在的空洞與抑鬱。

看《沉默》時，約翰得知母親會在暑假把他送到外婆那裡，哭著對埃斯特阿姨說：「媽媽為什麼不要我？」

親愛的柏格曼，我想我可以理解你的失落。

假面：碎裂的心靈

《假面》(*Persona*) (1966) 被認為是現代主義的傑作，突破了傳統的電影形式，在幻想與現實的融合上取得極大的成功。

故事講述女演員伊莉莎白突然崩潰失語，護士阿爾瑪被指派來照顧她。阿爾瑪在過程中不斷向她傾吐，醫病界線模糊、錯位，阿爾瑪經歷了與伊莉莎白融合的精神病過程。

你曾說，這部電影的靈感來自碧比安德森與麗芙烏曼的相似性，但當你注意到這點，似乎也反映了自身的分裂。拍攝《假面》之前你剛從一場大病復原，電影一開場那個在病床上的小男孩，或許代表的就是你自己。誠如你說：《假面》拯救了你的生命，給了你無窮的力量。

假面的概念引述自榮格：一個人有意識扮演的角色，就像演員為角色戴上的面具。片中的醫生詮釋伊莉莎白的沉默失語，使她放棄生命中所扮演的角色。對我來說，這部電影就是要揭開人性的這層假面，帶領我們直抵下面碎裂的熔岩。

在海島休養那段，放鬆的阿爾瑪不停談論她的一切：婚外情、集體性交、隨後的懷孕和墮胎，最終崩潰哭泣。心生憐憫的伊莉莎白按摩阿爾瑪肩膀，阿爾瑪透露沒有人會像伊莉莎白這般傾聽她，暗示了未被滿足的鏡映需求。心醉神馳的阿爾瑪，將頭枕在伊莉莎白肩上，彷彿她們是戀人，或者說像是一對不分你我的雙胞胎，此時角色的融合已然發生。

隨後阿爾瑪在無意中看到伊莉莎白寫給醫生的信，發現伊莉莎白私下偷偷研究阿爾瑪。像是一個孩子被母親背叛，阿爾瑪為此感到震驚和羞辱。

之後阿爾瑪讓伊莉莎白赤腳走過碎裂的玻璃，來表達她的自戀憤怒。電影影像似乎變成碎片，彷若阿爾瑪的憤怒正在融化它，在它上面燒破一個洞。

隨後的場景一步步帶領觀眾走向心靈的崩潰。一位看來像是伊莉莎白先生的男人，將阿爾瑪誤認為她，與其發生性關係。在第二個場景中，阿爾瑪著名的獨白，向伊莉莎白解釋何以自己如此討厭小孩，恐懼成為母親。場景高潮呈現在一張特寫，阿爾瑪的臉被移接到伊莉莎白的臉，顯示出兩位女性心理上的融合。第三個場景，阿爾瑪用指甲劃破自己的手，讓伊莉莎白吸她的血。血液的交換傳達出回到子宮（生命之初）的渴望。

這些影像到底是幻想還是真實？到底是誰的幻想？誰的真實？從這點來看，經驗的互換性，阿爾瑪與伊莉莎白，觀眾對影像的崩解與融合，在阿爾瑪逐漸失去身分與認同時悄然發生。

影片結束時，兩人回到各自生活，戴回日常的假面，卻掩蓋不住心靈深處的碎裂。

柯胡在《自體的重建》中認為，父母對孩子漠然、無反應，會使孩子產生一種趨向分裂，或從凝聚退行到無組織的狀態，爾後出現空洞與抑鬱。

最極端的碎片形式就是精神病。

這讓我想到電影開場，躺在床上的小男孩爬下床，撫摸著牆上投影巨大模糊的女性臉龐；我想他是被伊莉莎白遺棄的兒子，呈現的死亡意象是伊莉莎白內心渴望的「真實」。男孩面對母親的漠然，終其一生只能遙望著投影的母親，永遠得不到回應……。

導演檔案

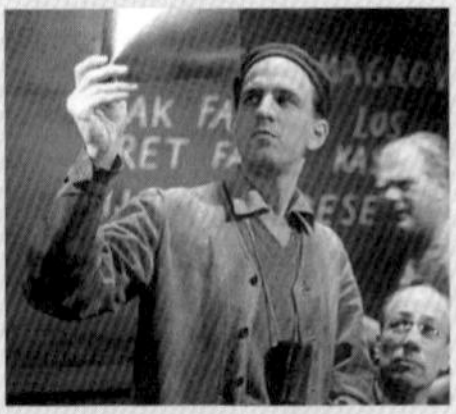

英格瑪・柏格曼（Ernst Ingmar Bergman，1918 年 7 月 14 日—2007 年 7 月 30 日），瑞典電影、劇場導演。現代主義電影大師，也是許多大師的偶像。對人類心靈的探索媲美莎士比亞，表達了憂鬱與瘋狂，同時也挖掘美感與希望。

童年期在憂鬱、嚴苛的父親與誘惑、疏遠的母親撫養下成長，受苦於精神官能症，並且有承諾的困難。成名後避居於法羅島，過著與世隔絕的生活。

一生創作了六十二部電影，知名的作品有：《第七封印》、《野草莓》、《假面》、《芬妮與亞歷山大》。

附錄

阿智的電影地圖

法國郵差布魯諾 (Bruno Michel) 一年要看三百部電影，他在巴黎第五區送了十五年的信，內心卻在電影的世界中航行，時空畢竟侷限不了心的遼闊。

我認為每一個影痴都應該有張屬於他自己的電影地圖，為他的航行留下紀錄，同時也是連結自我內心偉大探險的成長軌跡。所以我邀請大家一起繪製屬於自己的電影地圖，並且彼此分享這些地圖，好讓我們與電影的相遇更為豐富動人！

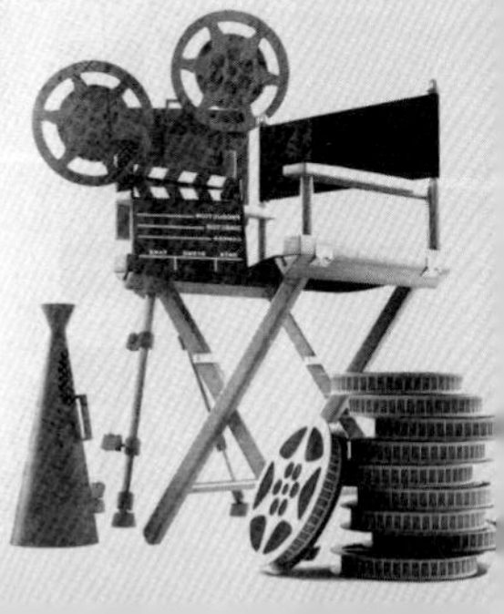

研究電影

【國家電影資料館】

這是臺灣歷史最悠久，藏片最完整的電影資料館。多少影痴、導演、及影評人均受其啟迪甚深，嚴肅看電影的第一選擇。它與臺灣精神分析學會，每年都會固定舉辦精神分析與電影系列活動，對於心理治療與電影有興趣的朋友不可錯過。

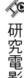

找電影

【原子映象有限公司】

就像臺灣新興的創意產業一樣，原子映象富有人文氣息及源源不絕的活力。喜歡藝術電影的朋友可以在這邊找到優質的好片。值得一提的是，這家公司還發行很多臺灣新銳導演的作品。

【秋海棠學術電影 DVD 專賣店】

如果你想尋找一些經典老片，或者大師作品，「秋海棠」絕對是你要拜的碼頭；如果你熱愛某一個導演，在這裡最有可能找到他完整的作品。

影展

【女性影展】

對於性別、文化議題有興趣的朋友，千萬別錯過一年一度，全省巡迴的女性影展。除了有來自世界各國的最新作品之外，還挖掘臺灣新銳導演的作品。

【台北電影節】

臺北影痴一年一度的電影盛會，除了可以看到最新最夯的好電影之外，也可以在這邊享受看人的樂趣。

影評

【聞天祥影評】

打從作者加入輔大電影社開始，熱情洋溢的聞天祥便擔任社長，至此開展他豐富多彩的影評人生涯。三十個年頭過去，聞天祥講起電影認真的神采還是讓人感動。

【放映週報】

兼顧商業與藝術的影評集散地，為你端上熱騰騰的電影資訊，是看電影前最好的導覽網站。

阿智的電影地圖2.0

著名影評人與小說家大衛・吉爾摩(David Gilmour)正值人生低谷，兒子遭逢青春狂暴期，某一天他福至心靈地對兒子說：「你想做什麼都可以，只要每週陪我看三部電影。」於是每週三次的電影約會，不僅改善父子關係，也拯救了彼此失速滑坡的人生。

吉爾摩運用他對電影的專業知識，從挑選片單開始，引領兒子思考生命，也解決了人生的問題。親愛的你有多久沒跟親朋好友分享電影時光了呢？匆匆十年過去，阿智的電影地圖也推出2.0版。期待你也加上自己的私人地圖，並不吝與我分享。

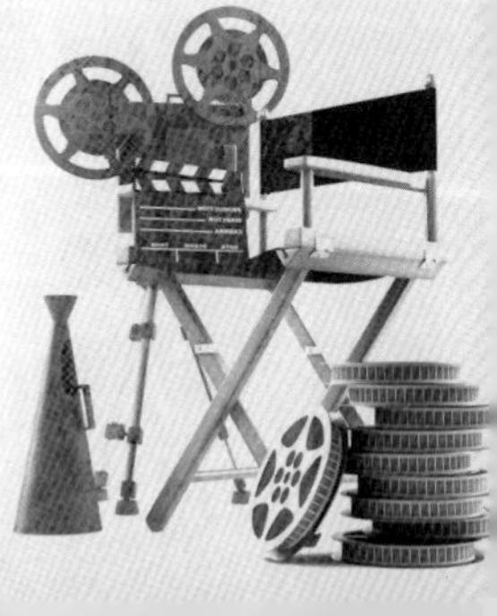

【光點台北】

水泥叢林一抹難得的綠意，原本的古蹟，在新生理念下有了新風貌。不斷更新企劃的電影專題、電影相關文物出版、休憩飲食空間，值得久待的好去處。

【誠品電影院】

將影像鑑賞融入小市民生活面向，選片具人文精神，雅俗共賞。舒適環境與良好硬體設備，提供給影癡、影像工作者與大眾消費與連結的可能。

【U2電影館】

在臺北有諸多據點，如果你想觀賞經典老片或補足下檔電影，同時又希望享有私人空間，恣意遨遊，這是不可錯過的好去處。價格便宜、藏片豐富、坐位舒適，並提供簡餐與3C用品充電，可說是影癡與夜貓族觀影游擊的小綠洲。

【電光影裡書店】

臺灣第一家以電影為主題的書店，全都是嚴選的影劇表演與電影的出版品與光碟，背後撐起這間書店的成員，都是大有來頭的文化工作者。期許這裡能成為最新的電影朝聖寶地，有賴我們灌溉與維護。

【Blog on Cinema】

由名為 Alfredo 專業觀眾執筆經營的電影部落格，文筆清新，介紹電影清楚不含糊，又有豐富情感，優游於各種類型的電影，心領神會，氣象萬千。格主亦在《The Affairs 週刊編集》發表諸多好文。

【MUBI】

線上維持三十部電影，重質不重量的影展企劃，兼具古今，融合中外。亦有電影評論、社交連結、資料庫、在線雜誌功能，品質水準之高，各色電影、導演、影史典故均能找到，專業影癡首選。

電影索引

第一篇　人生引渡

第二篇　人生四季

迷幻公園	73, 79	創傷，青少年發展，犯罪心理
藍色大門	80, 81, 84, 85	同志，青少年發展，哀悼與憂鬱，愛情
蒙娜麗莎的微笑	87, 92	藝術治療，女性主義，生涯，愛情，友情
愛在日落巴黎時	93, 97	生涯，愛情，青少年發展
我們來跳舞	100, 101, 105	中年危機，男性心理學，榮格心理學
男人四十	107, 113	中年危機，男性心理學，親子關係，失落與哀悼
托斯卡尼豔陽下	110, 113	中年危機，女性生涯，失落與哀悼
金池塘	114, 115, 118, 122, 123, 126	老年心理學，死亡焦慮，親子關係
內衣小舖	115, 117, 123, 125, 126	老年心理學，女性情誼，創意心理學
野草莓	115, 116, 119, 120, 123, 125, 126, 203, 219, 221, 232	老年心理學，死亡焦慮，自體心理學，夢的解析

第三篇 人生困頓

電影名稱	頁　碼	心理學關鍵字
情　書	130, 138, 173	失落與哀悼，書寫治療，死亡焦慮，愛情
凡夫俗子	139, 140, 145	失落與哀悼，親子關係，手足競爭，自殺防治，心理治療
香　水	146, 147, 150–152	變態心理學，精神分析，失落與哀悼，嬰兒發展
鬥陣俱樂部	104, 153, 155–159	男性心理學，暴力心理學，榮格心理學，分裂機制
冥王星早餐	160, 167	多元文化，父親形象，失落哀悼，跨性別

圖片來源

電影海報

- **開眼電影網 http://www.atmovies.com.tw/**

慾望之翼	藍宇	金池塘
新天堂樂園	狗臉的歲月	野草莓
海上鋼琴師	神隱少女	內衣小舖
真愛伴我行	迷幻公園	情書
翻滾吧！男孩	藍色大門	凡夫俗子
壞教慾	蒙娜麗莎的微笑	香水
再見了！可魯	愛在日落巴黎時	鬥陣俱樂部
大地的女兒	男人四十	冥王星早餐
令人討厭的松子的一生	托斯卡尼豔陽下	

- IMDb **http://www.imdb.com/**

綠野仙蹤	黑道家族	我們來跳舞

- **放映週報**

海有多深 http://www.funscreen.com.tw/head.asp?H_no=116&period=92
山有多高 http://www.funscreen.com.tw/fans.asp?F_no=408&period=86

導演照片

小津安二郎
http://www.funscreen.com.tw/image/photo/Ozu_Yasujiro.jpg
培卓・阿莫多瓦
http://zh.wikipedia.org/zh-tw/File:Pedro-Almodovar-Madrid2008.jpg
艾力克・侯麥
http://www.independent.co.uk/multimedia/archive/00294/eric-rohmer_294261s.jpg
王家衛
http://www.shutterstock.com/
伍迪艾倫
http://www.shutterstock.com/
李安
http://www.shutterstock.com/
柏格曼
Svenska filminstitutet

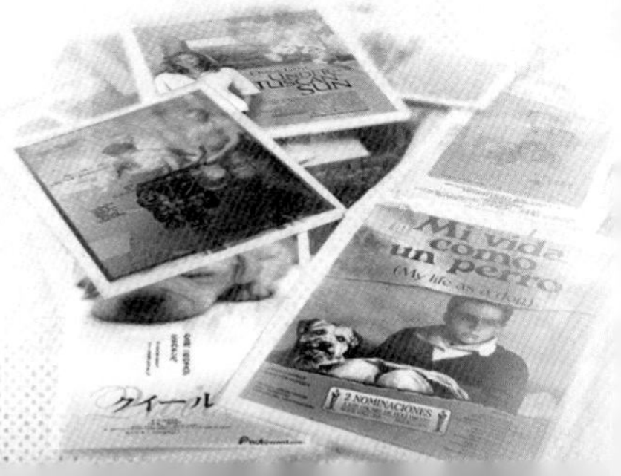

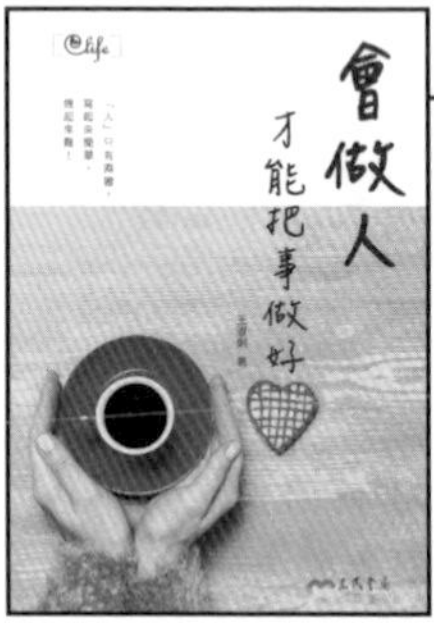

會做人，才能把事做好　王淑俐／著

想成為人氣王？讀完本書，保證打開人際溝通的任督二脈，讓你人際魅力百分百！

想成功領導團隊？將本書當作個人進修的讀物，可以預防及化解工作上不必要的人際紛爭，增進團隊合作！

想創造雙贏的性別溝通？與對方分享本書，除了可以更瞭解彼此，還能使感情加溫！

本書包括四大溝通主題：會做人之必要、溝通技巧實作、職場倫理與溝通、兩性相處與情愛溝通。內容兼具理論基礎及實務經驗，自修、教學兩相宜。讓您一書在手，從此困惑全消、茅塞頓開，化身溝通人氣王。

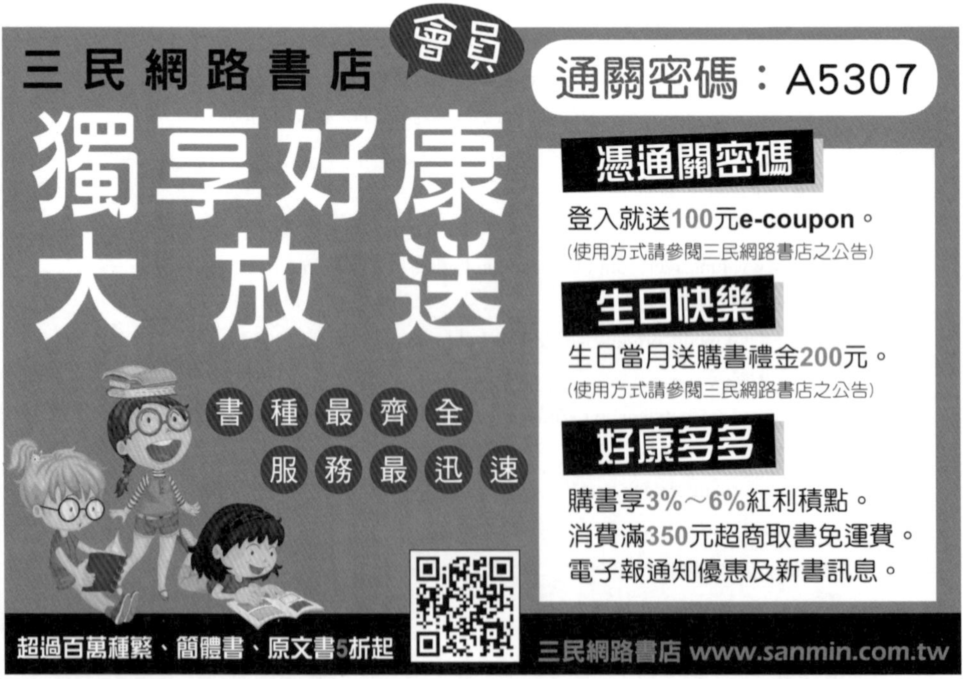